NOUVEAU VADE-MECUM

VÉRITABLE ET NOUVEAU GUIDE

A L'USAGE

DE TOUS CEUX QUI DÉSIRENT SE SOIGNER EUX-MÊMES

AVEC

L'ÉLECTRO-HOMÉOPATHIE

NICE

IMPRIMERIE VICTOR-EUGÈNE GAUTHIER ET C°

21, Avenue de la Gare, 21

—

1883

Nous avisons le public que le livre du Comte Mattei par lequel il explique scientifiquement sa théorie, est sous presse.

Cet important ouvrage d'environ 500 pages, qui a pour titre

MÉDECINE
ELECTRO-HOMÉOPATHIQUE

ou

NOUVELLE

Thérapeuthique expérimentale,

sera mis en vente sous peu de jours.

Le prix en est de 8 francs, port en sus.

NOUVEAU VADE-MECUM

NOUVEAU
VADE-MECUM

VÉRITABLE ET NOUVEAU GUIDE

A L'USAGE

DE TOUS CEUX QUI DÉSIRENT SE SOIGNER EUX-MÊMES

AVEC

L'ÉLECTRO-HOMÉOPATHIE

[par Cesare Mattei]

NICE

IMPRIMERIE [VICTOR-EUGÈNE GAUTHIER ET C°

21, Avenue de la Gare, 21

—

1883

PRÉFACE

Il nous serait impossible de rester sourds aux plaintes si nombreuses qui nous arrivent de tous les points de l'Europe et du monde entier, touchant l'obscurité du **Vade-Mecum** *écrit par Mr Martignoli.*

Celui qui devait fournir aux moins instruits le moyen de se soigner sans autre secours que leur propre intelligence, a rempli sa promesse en couvrant quelques pages de nombreuses figures hiéroglyphiques, en émettant quelques idées confuses et sans ordre dont le grand mérite est de se contredire les unes avec les autres. Il n'a réussi, en un mot, qu'à écrire beaucoup sans rien démontrer et sans se faire comprendre.

Vous avez un cancer, lit-on dans l'ex **Vade-Mecum** *; nous sommes heureux de vous fournir un moyen sûr et certain de vous en débarrasser: rien de plus simple au monde. Prenez : C, « — » A. g. C. a. onct., inj. garg. C. 5, C, 10, et I. el. R. « — » G. aux six grands points.*

Avez-vous compris ? Grand Dieu ! Oui, nous avons compris que vous ne voulez point vous faire comprendre.

Et cependant, avouons qu'il faut être habile pour rendre obscure et inintelligible la chose la plus simple du monde.

Notre organisme est entièrement composé de deux liquides élémentaires, la lymphe et le sang ; il existe en nous des vaisseaux blancs et des vaisseaux rouges. Toute maladie résulte d'une altération soit du sang, soit de la lymphe, soit de ces deux liquides à la fois.

Nous aurions, si l'on devait en croire l'ex Vade-Mecum, *trois séries de remèdes, tandis qu'en réalité nous n'en possédons que deux ; les uns sont destinés à soigner le sang, d'autres à soigner la lymphe.*

Convaincue par l'évidence d'une vérité aussi simple que vraie, l'École Supérieure de pharmacie de Paris a classé l'Électro-Homéopathie dans la catégorie générale des remèdes homéopathiques. De toutes parts, de Paris au Pérou, du Japon jusqu'à Rome, on demande l'Électro-Homéopathie. C'est que cette médecine nouvelle, en détruisant le principe générateur du mal, fait disparaître en même temps et la cause et l'effet, quelle que soit la maladie que l'on traite.

L'Électro-Homéopathie devient un trésor inestimable, si l'on songe aux avantages qu'elle peut apporter aux populations des campagnes, aux habitants des déserts, des steppes stériles, des immenses solitudes de l'Asie et de l'Amérique, où, pour avoir un médecin et acheter des remèdes il faudrait parcourir des centaines de lieues. Combien ces contrées seraient heureuses de posséder des remèdes qui guérissent sans l'intervention d'un médecin, en supposant toujours qu'on puisse en avoir un.

Mais à quoi serviraient ces remèdes, si grande que soit leur efficacité, si l'on ignore le moyen de s'en servir ? Heureusement l'ex Vade-Mecum *vient en aide aux habitants de l'ancien et du nouveau monde, et leur prêche la foi en ces termes : O vous tous, enfants du Caucase, des bords de la Caspienne, de la Californie, de l'île Java, des îles Sandwich, écoutez : voulez-vous soigner, sans l'intervention d'un médecin, un cancer, par exemple ? Rien d'aussi facile. Prenez : G. et puis « — » A. g. ba. onct. inject. garg. C. 5, C. 10. L. el. R. « — » G. aux six grands points ou ponts. — Voulez-vous guérir l'éléphantiasis ? la carie des os ? — Prenez : S. C. A. C. 5. C. 4 onct. comp. bai. C. 5. L. S.*

S. 5. Ven. elect. B. el. R. sans toucher toutefois aux six grands points.

Comme il est aisé de le voir, l'ex **Vade-Mecum** *s'explique d'une façon si claire et si précise, que le plus ignorant des Tartares et le plus noir des Zoulous pourra comprendre et mettre en pratique les préceptes qui y sont donnés.*

Nous renions le ridicule des idées répandues à foison dans un livre que l'Administration de l'Électro-Homéopathie n'a toléré que par mégarde, et parce qu'elle croyait pouvoir compter sur la bonne foi et les capacités du compilateur. Que de ce passé il ne reste plus que notre idée, qui ne tendait qu'à soulager l'humanité souffrante. Revenu de notre erreur, nous tacherons de compenser le bien que nous avons omis de faire, en publiant un nouveau et vrai **Vade-Mecum** *tout en demandant pardon au public, que nous avons trompé parce qu'on nous a trompés nous-mêmes.*

NOUVEAU

VADE-MECUM

PRINCIPES GÉNÉRAUX

L'Electro-Homéopathie n'est nullement palliative comme tous les systèmes qui se sont succédés jusqu'à nos jours. Ses spécifiques agissent sur le sang et sur l'organisme. Qu'on nous permette une comparaison, nous dirions presque triviale : cette action peut être comparée à celle des aliments sur un homme qui a faim.

Evidemment, plus on mange et moins on a faim ; de même, chez un infirme, le mal diminuera en raison directe de l'emploi des remèdes ; conséquemment, la guérison sera plus ou moins prompte, selon que l'organisme sera plus ou moins attaqué.

Sous l'influence de ces remèdes — chacun peut aisément le constater — les symptômes ou indices du mal disparaîtront pour ne plus se montrer, car la cure, par les spécifiques électro-homéopathiques est radicale et non superficielle, les effets disparaissant avec la cause.

Quoi de plus simple ? Le corps vit de sang et de lymphe, agents qui, mêlés ensemble de différentes façons, donnent des formes diverses aux différentes parties de l'organisme humain. La viciation de la lymphe engendre toutes les maladies lymphatiques ; la viciation du sang engendre les maladies angioïtiques. Dans les maladies graves on constate l'altération simultanée de la lymphe et du sang.

Ces altérations se reconnaîtront aisément à des symptômes extérieurs ; et même pourrions-nous dire que le malade est le meilleur médecin du monde.

Sans doute il ne nous dira pas : « Ma maladie est un leucôme, plutôt qu'un sarcôme, un etmoplasme plutôt qu'un éthéroplasme ; » mais il saura que son mal est un cancer. Il ne se dira pas atteint d'une congestion cérébrale ; il n'avouera pas un vice de circulation, mais il saura que le sang lui monte à la tête, et qu'un coup d'apoplexie est à craindre. Quelle que soit la maladie, et la forme sous laquelle elle se manifeste, elle ne peut avoir son origine que dans la lymphe, dans le sang ou dans l'altération simultanée des deux systèmes.

Si donc l'on admet que le moyen de soigner et de reconstituer la lymphe et le sang est trouvé, c'est dire que l'on a mis la main sur la vraie médecine, la médecine des remèdes radicaux, possédant seule les moyens de guérir, puisque la science officielle et les différentes écoles des allopathes appellent aujourd'hui même leurs remèdes de simples palliatifs, des remèdes qui simulent la guérison, mais ne guérissent point.

REMÈDES CONSTITUTIONNELS

Ces remèdes ont une action interne et externe par la raison bien simple que les tissus intérieurs et extérieurs proviennent d'un même principe, la lymphe et le sang.

L'**Electro-Homéopathie** compte deux séries de remèdes : les **Antilymphatiques**, et les **Antiangioïtiques.**

L'**Antiscrofuleux** combat les maladies de la lymphe qui sont moins graves.

L'**Anticancéreux** combat les fortes altérations de la lymphe.

L'**Antiangioïtique** est efficace contre toutes les maladies provenant d'une altération du sang, d'un vice de circulation,

Le **Remède Nouveau**, appelé à tort **Antilymphatique,** agit non seulement sur la lymphe, mais aussi sur le sang ; il jouit d'une action double et pourrait presque être nommé remède universel. Employé extérieurement, il sera d'une grande efficacité contre toutes les maladies.

REMÈDES SPÉCIAUX

Une cure commencée avec les antilymphatiques ou les antiangioïtiques a souvent besoin d'être complétée par différents remèdes spéciaux.

Aussi avons-nous ajouté aux précédents :

Le **Pectoral 1** qui a une action spéciale sur les bronches.

Le **Pectoral 2** ayant action spéciale sur les tubercules et les plaies du poumon.

Le **Pectoral 3** et **4** ayant une action spéciale sur les catharres.

Le **Fébrifuge 1** est un remède souverain contre toute espèce de fièvre ; dans les cas désespérés on peut forcer la dose jusqu'à 40 ou 50 globules dans un verre d'eau. Son efficacité n'est pas moindre dans les altérations du foie et de la rate, et généralement enfin on l'emploie contre toute maladie intermittente ou périodique.

Le **Fébrifuge** *nouveau* est d'une grande utilité par son usage externe sur les hypocondres.

L'**Antivénérien** combat victorieusement les maladies syphilitiques et pourrait mêmes les prévenir.

Le **Vermifuge 1, 2,** tue tous les vers quels qu'ils soient, y compris le ténia et le tricocéphale.

L'Électricité Jaune est elle-même un excellent vermifuge.

SÉRIES DES REMÈDES

L'expérience nous démontre chaque jour que la différence des tempéraments exige la différence des remèdes ; tel spécifique dont on constatera les excellents effets sur un individu, n'opérera pas sur un autre, bien qu'atteint de la même maladie ; aussi a-t-on compris qu'il en fallait un pour chaque tempérament.

L'Antiscrofuleux 1, par exemple, est-il sans efficacité ? Servez-vous de l'Antiscrofuleux 2 ou 3, allez jusqu'au 6, si vous avez en vain épuisé la série.

L'**Antiscrofuleux 1** obtient des résultats prodigieux contre les altérations de la lymphe.

L'action de l'Antiscrofuleux 2 est plus lente, mais plus sûre.

L'efficacité de l'**Antiscrofuleux 3, 5, 6,** n'est pas moindre. Comme nous l'avons déjà dit, si l'Antiscrofuleux 1 ne donne pas de bons résultats, on a recours aux autres numéros de la série 2, 3, 5, 6, etc.

Ces spécifiques sont précieux pour combattre les maladies de la peau, de la vessie, de l'épine dorsale, la goutte et, en un mot, toutes les maladies provenant d'une altération de la lymphe.

L'**Anticancéreux 1** agit contre les dégâts sérieux de la lymphe.

L'**Anticancéreux 2** a une action spéciale contre l'hydropisie.

L'**Anticancéreux 3** et 4 combat la carie des os.

Rien n'est plus apte à combattre les maladies des femmes que l'Anticancéreux 1 ou 5. On ne saurait trop l'employer, soit au moment de la formation, soit pour faire disparaître les flueurs blanches, soit aussi dans les déplacements de la matrice. Il est surtout d'une grande utilité pour les accouchements difficiles et anormaux. Quelques cuillerées d'une première dilution de ce spécifique ont maintes fois facilité d'une façon étonnante une opération si difficile, et soulagé la femme en travail. Les squirrhes, les glandes et les tumeurs froides combattus par ce spécifique disparaîtront facilement.

L'**Anticancéreux 10** doit être, pour ainsi dire, le remède de réserve ; il sera toujours employé avec succès quand les autres ne sont d'aucune utilité.

Nous sommes en train d'expérimenter maintenant deux autres espèces d'Anticancéreux. Nous avons déjà obtenu d'excellents résultats avec le T. Anticancéreux B, ce qui nous permettra de le livrer sous peu au public.

Antiangioïtique 3. C'est le plus puissant des Antiangioïtiques : c'est le remède souverain contre les anévrismes, les varices et les plaies provenant des varices, les coups d'apoplexie et les douleurs causées par quelque vice de circulation.

COMMENT FAUT-IL SE SOIGNER?

Il faudra toujours commencer par le N° 1 de la série des Antilymphatiques ; par le N° 3 des Antiangioïtiques, l'expérience nous ayant démontré que ce sont généralement ceux qui soulagent le plus. Quand on ne constate pas un résultat satisfaisant, cela veut dire que le remède ou la dose ne conviennent en aucune façon à la maladie que l'on traite. Il faudra recourir alors à un autre numéro de la série : ainsi l'on emploira, par exemple, l'Antiscrofuleux 2 à la place de l'Antiscrofuleux 1, le 3 au lieu du 2 et ainsi de suite.

Si par hasard on se servait d'un remède tout autre que celui que demande la maladie, nulle complication n'est à craindre ; on ne risque qu'un peu de temps et quelques globules.

Toute maladie peut, dès le début, être soignée à l'aide de l'Antiscrofuleux, la psore étant, au dire du Hahnemann, répandue partout dans l'organisme.

L'action de nos remèdes est *Electrique*, comme il est aisé de le constater quand on traite une colique, un évanouissement, l'ébriété, la tendance à la paralysie ; les symptômes disparaissent sitôt que le remède est pris.

Comme nous l'avons déjà fait observer, un remède est efficace et à l'intérieur et à l'extérieur.

REMÈDES LIQUIDES

Electricités Rouge, Jaune, Verte, Blanche, Bleue

Les liquides appliqués à l'endroit où un nerf se rapproche le plus de l'épiderme, font disparaître, ou pour le moins, atténuent la douleur ressentie, pourvu que cette douleur ne soit pas la conséquence d'une altération du système sanguin ou du système lymphatique. Bien que l'action des électricités soit toujours bienfaisante, il sera bon toutefois de traiter la maladie par une cure interne, à l'aide des remèdes qu'elle requiert, si l'on désire réellement une guérison rapide et complète.

1° *Eau rouge, douée de propriétés électriques (par abréviation* **Electricité Rouge***), avec action positive* (1).

Cette eau convient surtout aux tempéraments lymphatiques: on l'emploie pour combattre les affections de l'estomac ou du ventre, les douleurs nerveuses, les sciatiques. Appliquée tout autour de l'arcade orbitaire elle fortifie la vue.

2° *Eau jaune, avec propriété électrique* (par abréviation **Electricité Jaune**), avec action négative.
Elle est toujours efficace contre toute maladie qui aura résisté aux autres liquides.

C'est elle, dirons-nous, qui est le pôle négatif de l'électricité rouge, dont elle neutralise l'action, si les effets sont trop prompts. On s'en sert avec succès pour arrêter un excès de vitalité. C'est un vermifuge puissant. Les Electricités Jaune et Rouge alternées abrègent la convalescence.

(1) Nul n'ignore qu'il existe dans la nature deux électricités, l'une positive et l'autre négative. Il en est de même chez l'homme. Une douleur quelconque est l'indice certain que l'une des électricités est surabondante : il faut alors établir l'équilibre et amener, comme dirait un savant, l'état neutre.

3° *Eau blanche douée de propriétés électriques* (par abréviation **Electricité Blanche**) neutre, utile pour les maux de tête ; elle s'emploie spécialement contre les affections du bas-ventre ; elle convient à tous les tempéraments.

4° *Eau bleue douée de propriétés électriques* (par abréviation **Electricité Bleue** ou **Angioïtique**, avec action positive.

C'est la sauvegarde des vaisseaux sanguins ; elle agit sur les varices, arrête les hémorragies, et combat toutes les maladies du sang. Cinquante gouttes préviendront inévitablement les suites d'un coup d'apoplexie.

5° *Eau verte douée de propriétés électriques* (par abréviation **Electricité Verte**) avec action négative.

A l'aide de cette eau, une plaie sera vite cicatrisée ; elle fait disparaître les douleurs des articulations et combat les cancers.

On emploie généralement les électricités en ventouses, c'est-à-dire en les appliquant, à l'aide d'une petite bouteille à large orifice, sur les points de l'épiderme où les nerfs sont plus à découvert, et sur les muscles endoloris (1).

Si la position du malade rend les ventouses impossibles, on versera quelques gouttes d'électricité sur un peu de coton, que l'on appliquera sur les points ci-dessus indiqués.

On pourrait même, si l'on veut, se servir d'un fil de fer, dont une extrémité sera immergée dans la bouteille qui contient le liquide électrique, tandis que l'autre touchera la partie malade.

Ces applications, réitérées plusieurs fois par jour, devront durer de dix à vingt minutes.

S'agit-il d'une douleur, de spasmes, quelle électricité faudra-t-il employer ? La positive ou la négative ?

Nous basant sur de nombreuses expériences, nous pouvons affirmer que toutes deux font disparaître la douleur. Ce qui veut dire que chez l'homme la santé est l'état neutre, la maladie étant l'inégalité des deux électricités.

Mais à quelle électricité faudra-il recourir pour rétablir l'état neutre ?

____

(1) L'Electricité Jaune est très puissante contre les vers ; on l'administre en versant quelques gouttes sur un morceau de sucre que l'on prend à jeun ; on peut, après différents essais, aller jusqu'à dix gouttes. L'eau verte s'emploie surtout en compresses.

Il nous serait difficile de donner une règle exacte et précise. Cependant, nous basant toujours sur l'expérience, nous dirons que généralement c'est l'électricité positive qu'il faut employer. Bien que l'état normal de l'homme soit l'état neutre, on peut croire, toutefois, que l'électricité négative tend toujours à dominer en lui, ce qui a fait penser à quelques-uns que l'homme est négatif ; et c'est aussi pourquoi nous conseillons l'électricité positive.

Si cependant l'on ne constate aucun effet, c'est l'Electricité Jaune négative qu'il faudra employer.

La douleur résiste-t-elle aux deux liquides ? il faudra recourir à l'Electricité Bleue ou Angioïtique, la douleur ne pouvant provenir en pareil cas que d'un vice dans la circulation.

Pour les maux de tête, de quelque nature qu'ils soient, le mal de dents, les névralgies faciales, etc., on commencera avec Electricité Blanche ; pour les douleurs des articulations, au contraire, il faut donner la préférence à l'Electricité Verte.

La douleur cède nécessairement à ces deux électricités prises isolement ou alternées l'une avec l'autre, à moins qu'il ne s'agisse d'une profonde altération survenue dans le sang ; en pareil cas, la guérison serait impossible sans la cure interne. Des onctions de Remède Nouveau ou d'Antiscrofuleux 1 pourraient cependant suffire.

Un remède interne peut sans aucune électricité guérir une douleur, mais la cure demande beaucoup plus de temps.

Quand le malade a un tempérament sanguin prononcé, il ne faut songer à aucune des deux électricités positive ou négative, mais bien à l'Electricité Angioïtique ou Bleue.

Il arrive très souvent qu'une douleur se déplace sous l'influence des électricités. Il faudrait bien se garder de cesser les applications ; il faut, au contraire, poursuivre la douleur et la combattre jusqu'à ce qu'elle soit complètement disparue. D'ailleurs, à bout de ressources, un bain de Remède Nouveau obviera à tous les inconvénients.

Quand la cure exige l'usage interne d'une électricité, on commencera par 1 goutte dans une cuillerée d'eau, puis 2, puis 3, en augmentant chaque jour la dose jusqu'à 10 gouttes, et même plus s'il le faut. On peut, par exemple, en boire 20 gouttes en deux fois ; en certains cas 30 gouttes en trois fois ne seraient pas de trop. — N'avons-nous pas été témoins d'un fait analogue ? Un malheureux, condamné au lit, ayant bu par mégarde une bouteille d'Electricité Bleue (100 gouttes environ), fut débarrassé en peu d'instant d'une arthrite.

Souvent, en appliquant par erreur de l'Electricité Rouge sur des personnes atteintes de convulsions hystériques ou angioïtiques (ces infirmités étant souvent à l'état latent), on les a vues s'évanouir ; mais 8 ou 10 globules de Antiscrofuleux ont suffit pour les faire revenir.

Malgré tout cela, l'expérience nous a appris qu'il faut s'en tenir à l'électricité qui produit les meilleurs effets.

MANIÈRE D'USER DES REMÈDES

Tout remède en globules qui sert à la cure interne peut être également employé extérieurement.

DOSES INTERNES

Tous les remèdes sans exception se prennent, à l'intérieur, de trois façons différentes :

A la 1re dilution, c'est-à-dire en faisant fondre un globule dans un verre d'eau ;

A sec : c'est-à-dire en faisant fondre sur la langue, huit ou dix fois par jour, un globule électro-homéopathique, de demi-heure en demi-heure ;

Ou bien dans le vin, dans l'eau ou dans une liqueur quelconque au moment des repas, à dose de 10 ou 12 globules.

Les globules déliés dans l'eau produisent un meilleur effet ; on les prendra par petites cuillerées ; plus on en prendra plus l'effet sera grand.

Nous avons remarqué que des coliques, des dysenteries, des symptômes de paralysie disparaissent sous l'influence de quelques cuillerées d'une 1re dilution administrées chaque trois minutes.

Dans certains cas graves, on peut mettre 40 ou 50 globules dans un verre d'eau. Le docteur Cricca de Smyrne, Madame Schmid à l'Hôtel de la Rose ont guéri des malades tourmentés par des fièvres malignes et abandonnés par tous les médecins, avec 40 globules de Fébrifuge 1, et 40 gouttes d'Electricité Blanche ou Bleue.

Par contre, dans certains autres cas, il faut avoir recours à la 2e ou 3e dilution.

On doit s'en rapporter à l'expérience et à la perspicacité de celui qui soigne.

On ne saurait trop songer à cette différence, parce que

très souvent il arrive que si un remède reste sans effet, c'est parce que la dose ne convenait pas ; c'est tout comme si l'on traitait une maladie avec un remède qui ne saurait la guérir.

Les enfants prendront toujours la 2ᵉ dilution ; une seconde dilution s'obtient en versant dans un verre d'eau une cuillérée de la 1ʳᵉ dilution que l'on obtient, comme chacun sait, en faisant fondre un globule dans un premier verre.

Il n'est pas rare qu'on ne puisse supporter l'eau : qu'on prenne alors des globules à sec.

DOSES EXTERNES

La préparation d'un grand bain (1) demande 100 globules pour un homme, 50 ou 60 globules pour une femme (ces globules seront d'abord dissous dans un peu d'eau). — Il n'est pas hors de propos, je pense, de signaler ici l'erreur de quelques contrefacteurs qui conseillent la 7ᵉ ou 8ᵉ dilution. Rien n'est plus apte à porter la confusion dans les lois que nous avons établies et que nous avons tirées de vingt ans d'expérience. Si, au lieu d'employer 100 globules à la 1ʳᵉ dilution, on se sert de 100 globules à la 8ᵉ, ce bain ne peut être plus aussi efficace, puisque en réalité la dose ne serait plus que 12 globules : dès lors plus de proportions entre la maladie et le remède. Si, par absurde, à l'instar de Mr Bérard, on pousse jusqu'à la 60ᵉ dilution, alors c'est un seul globule dans un grand bain. Bien vous fasse.

Mettre, pour injections et gargarismes, 20 globules dans un verre d'eau.

Pour onctions ou compresses, 5 globules dans une cuillerée d'huile ou d'eau. Il faudra toujours faire dissoudre préalablement les globules dans l'eau, les matières grasses ne se prêtant pas à cet usage.

On peut faire des onctions, des bains et des compresses avec chaque électricité.

Pour un grand bain, verser dans l'eau le contenu d'une cuillerée à soupe.

Pour les onctions, quelques gouttes suffiront.

Si les onctions faites avec un remède ne sont d'aucun effet, il faut se servir de l'autre, Antilymphatique ou Antiangioïtique.

______

(1) L'eau du bain peut être tiède, chaude ou froide, comme l'on veut. On peut prendre plus ou moins de bains, les prolonger autant que l'on veut. Le même bain peut servir plusieurs fois.

2

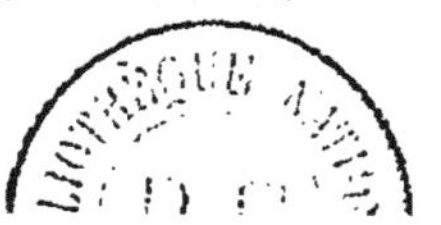

REMÈDES ALTERNÉS

Quand on prend plusieurs remèdes à la fois, 3 par exemple, on peut suivre différents systèmes ; ou bien l'on prend chaque jour un remède, ou bien l'on prend les trois remèdes en un seul jour de la manière suivante ; le premier le matin, le second vers midi, le troisième vers le soir ; — quatre heures pour chaque remède ; — ou bien encore, et c'est ce qu'il y a de mieux à faire, on peut prendre pendant toute la journée une cuillerée tantôt de l'un, tantôt de l'autre de ces trois remèdes à la 1ʳᵉ dilution. L'effet des remèdes est instantané, électrique, de sorte qu'on peut, après cinq minutes passer d'un remède à un autre : l'effet du premier s'étant déjà produit et ne pouvant être en aucune façon paralysé par le second remède.

On peut surtout constater l'effet instantané des remèdes dans les douleurs. Qu'il s'agisse, par exemple, d'une convulsion des muscles de l'utérus ; une cuillerée d'Anticancéreux à la 1ʳᵉ dilution fera disparaître la douleur.

Quand on prend plusieurs remèdes par jour, il faut surtout insister sur celui qui semble avoir une plus grande action contre le mal.

REMÈDES

Le Remède Nouveau, trouvé il y a un an à peine, nous semble le plus important de tous.

Avant de constater son action sur les vaisseaux rouges et sur le sang, nous l'avons appelé Antilymphatique.

Cette dénomination plût beaucoup aux amis de la contrefaçon parce que, spécifiant une simple action sur la lymphe, le mot Antilymphatique facilitait une préparation quelconque, opération qui devient impossible, au contraire, alors qu'il s'agit d'un remède qui a une action sur le sang et sur la lymphe, et qu'on pourrait appeler à juste titre remède universel.

Après vingt ans de fatigues, de détours, d'essais infructueux, les malheureux contrefacteurs se trouvent en présence d'un remède qui pourrait remplacer tous les Antilymphatiques et les Antiangioïtiques ! Il y a de quoi perdre la tête — en supposant toujours qu'ils en aient une ! — Pour mieux les édifier, nous tenons à leur annoncer que nous faisons des essais avec deux autres remèdes. L'un d'entre eux, un Anticancéreux, dont l'utilité nous est déjà démontrée (j'en suis fàché pour eux) sera annoncé sur le *Bulletin* sous cette dénomination : T Anticancéreux B ; nous l'appellerons Antilymphatique, si cela peut leur être agréable. Cela ne saurait en aucune façon arrêter notre marche progressive.

Antiscrofuleux 1. — Autre remède, nous dirions presque universel, puisque, comme le dit fort bien Hahnemann, le dernier reste des anciennes lèpres et des maladies importées, la psore, est dans tous les corps.

Antiscrofuleux 2 \
Antiscrofuleux 3 | Ce sont autant de spécifiques qui ont sur la psore une action conforme, mais
Antiscrofuleux 5 (non identique, et servent aux différents
Antiscrofuleux 6 / organes du corps humain.

Anticancéreux 1. — C'est avec ce remède qu'on attaque les grandes altérations de la lymphe.

Anticancéreux 2. — Est d'un excellent effet contre l'hydropisie.

Anticancéreux 3.

Anticancéreux 4. — Action spéciale sur la carie des os.

T Anticancéreux B.

Anticancéreux 5.

Anticancéreux 6.

Anticancéreux 10. — Composé de 10 anticancéreux.

Antiangioïtique 1. — Pour les maladies des veines et des artères.

Antiangioïtique 2.

Antiangioïtique 3. — Remède souverain ; c'est avec A. 3. qu'il faut toujours commencer une cure.

Pectoral 1. — Action sur les bronches.

Pectoral 2. — Action sur les tubercules et les plaies des poumons.

Pectoral 3 (
Pectoral 4 (Spécialement efficaces contre les catarrhes.

Fébrifuge. — Combat toute espèce de fièvres. On peut en prendre jusqu'à 40 ou 50 globules dans un verre. Avec une pareille dose, le Dr Cricca à Smyrne et Mme Schmid, à l'Hôtel de la Rose, ont pu déraciner les fièvres les plus violentes. C'est un remède souverain contre toutes les infirmités périodiques, et les affections des hypocondres.

Fébrifuge nouveau. — On l'emploie avec succès, à l'extérieur, en onctions sur les hypocondres.

Antivénérien. — Guérit toutes les maladies syphilitiques et
peut les prévenir.

Vermifuge 1 (Tue tous les vers, y compris le ténia et le
Vermifuge 2) tricocéphale. — On peut en prendre jusqu'à
            (40 ou 50 globules dans un verre d'eau.

Electricité Rouge. — Positive.
     »   Jaune.   — Négative. — Vermifuge.
     »   Blanche. — Neutre.
     »   Bleue.   — Pour les Angioïtiques.
     »   Verte.   — Pour les plaies cancéreuses et autres.

RÈGLES GÉNÉRALES

L'Electro-Homéopathie combat les cause et non pas seulement les effets.

1. — Quand une maladie n'est pas assez bien determinée,
il faut commencer la cure avec Antiscrofuleux 1. Ce spécifique
donne ordinairement d'excellents résultats, parce que la
psore est l'humeur universelle.

Si l'Antiscrofuleux ne produit aucun effet, on aura recours
à l'Antiangioïtique qui agira nécessairement ; et cela parce que
si la cause du mal n'est pas dans la lymphe, elle ne peut être
que dans le sang. Si l'Antiangioïtique lui-même est inefficace,
ce sera l'indice certain qu'il existe une altération simultanée
de la lymphe et du sang. — Ces complications exigent l'emploi
de l'Anticancéreux et mieux encore du Remède Nouveau.

2. — L'emploie d'un remède non requis par la maladie,
n'apporte aucun effet nuisible. Son action restant nulle, il
faudra recourir à un autre remède ou bien changer la dose.

3. — Il est généralement facile de reconnaître le tempérament et la constitution d'un individu ; et voici à quels
indices on emploiera les remèdes :

Les Angioïtiques ou sanguins sont sujets à des palpitations
de cœur, aux vertiges ; ils ont des tendances à la congestion,
aux varices, aux hémorragies, aux hémorroïdes, etc. Ils ont
généralement peu d'appétit ; la digestion se fait irréguliè-
rement chez eux ; souvent même ils sont sujets à des consti-
pations provenant de l'aorte. — Les Antiangioïtiques sont
donc les remèdes qui leur conviennent.

4. — Quand un malade ne présente point ces mêmes
symptômes il est nécessairement lymphatique ; les remèdes
qui lui conviendront seront les Antiscrofuleux et les Anticancéreux.

5. — On rencontre quelquefois, et même souvent, des tempéraments mixtes, qui tiennent, voulons-nous dire, et à l'angioïtique et au lymphatique ; leurs maladies exigent toujours l'emploi des deux remèdes alternés. Dans ce cas les symptômes angioïtiques sont peu nombreux et très peu déterminés.

6. — Quoique les deux remèdes Antiangioïtique et Antiscrofuleux soient également conseillés en pareil cas, on doit cependant forcer la dose du premier ou du second, selon que la lymphe ou le sang domine en lui.

7. — Pendant la cure, nul besoin de suivre un régime spécial. Un vin généreux peut donner une plus grande efficacité aux remèdes ; se soumette qui veut à la diète. Nous ne faisons d'exception que pour les maladies très graves, pendant lesquelles un régime lacté viendra en aide à nos remèdes.

8. — Les femmes ne doivent point interrompre la cure au moment de la menstruation ; bien au contraire, c'est alors que nos remèdes ont un plus grands effet sur elles.

9. — Les femmes enceintes peuvent également se servir sans crainte de ces remèdes ; et même au moment des couches un globule d'Anticancéreux 1, dans un verre d'eau, rend moins pénible l'enfantement.

10. — Il est nécessaire de faire observer qu'un remède interne conserve son efficacité, employé extérieurement ; si on l'emploie et à l'intérieur et à l'extérieur, son action est double et ses effets plus prompts.

11. — Quand l'effet d'un remède tarde à se manifester, il faut croire :

1° Que le diagnostic n'a pas porté juste ; de là, erreur dans le choix du remède.

2° Que l'on s'est trompé dans la dose, et il faut alors s'y prendre autrement.

3° Que l'on se trouve en présence d'une maladie au dernier degré, c'est-à-dire absolument incurable.

12. — Bien des personnes ne peuvent supporter qu'une dose très minime; d'autres, au contraire, ont besoin de fortes doses à l'intérieur et à l'extérieur ; au médecin de décider laquelle des deux méthodes il faudra suivre (1).

13. — Quand une maladie cède à l'action des remèdes, il

---

(1) Une fièvre maligne (comme on a pu le lire dans le *Moniteur*) minait un pauvre malheureux depuis dix jours; il s'en suivit une catalepsie de plusieurs heures ; le malade fut guéri à l'aide de 40 globules de Fébrifuge dans un verre d'eau et 50 gouttes d'Electricité Blanche.

faut augmenter la dose de ces remèdes, parce qu'ils obéissent aux lois des semblables. Par la même raison, quand la maladie est violente et grave, il faut diminuer la dose ; dans les cas désespérés, il faudra toujours administrer 40 globules.

14. — Il ne faut jamais interrompre une cure commencée ; et cela pour ne pas s'exposer à une rechute. Et, afin de rendre toute cure plus facile, nous conseillons de prendre les remèdes à sec au moment des repas.

15. — On ne doit pas ignorer que le remède qui a guéri une maladie, ne guérira peut-être pas toutes les maladies du même genre. Ce qui démontre la nécessité d'essayer non un seul remède, mais toute la série des remèdes de la même espèce.

16. — Une cure doit durer même après la disparition de la cause. Ce qui veut dire qu'il sera bon de continuer l'emploi des remèdes, même après une guérison apparente. Les dilutions pouvant gêner le malade, on prendra les remèdes à sec ou dans du vin au moment des repas.

RÉSUMÉ ET CONCLUSION

Toutes les maladies, sous quelque forme qu'elles se manifestent, ne peuvent provenir que de la lymphe ou du sang, des vaisseaux blancs, ou des vaisseaux rouges.

L'Electro-Homéopathie compte deux séries de remèdes radicaux : les uns soignent le sang, d'autres la lymphe.

Le même effet se produit à l'intérieur et à l'extérieur, sous l'influence des remèdes, tous les tissus extérieurs ou intérieurs n'étant que des modifications de la lymphe et du sang.

On prend les remèdes de trois façons différentes. A l'intérieur : 1re dilution, un globule fondu dans un verre d'eau ou de vin, etc. — A sec : un globule chaque demi-heure, 10 ou 12 par jour ; — dans le vin, dans les aliments, dans des liqueurs au moment des repas, 10 ou 12 globules environ.

Cures externes — 100 globules dans un grand bain ; 20 globules dans un verre d'eau pour gargarismes, injections ou compresses ; et pour les onctions, 5 globules dans une cuillerée d'huile ou d'eau.

Les électricités ne soignent pas le sang, mais elles viennent en aide aux autres remèdes ; leur action est surtout sensible sur les nerfs.

On obtient des effets surprenants en administrant un remède toutes les trois minutes.

Un grand bain de N. B. est toujours d'un grand effet contre toute espèce de maladie.

Les évanouissements, les coliques, l'ébriété, le mal de mer, se guérissent avec 8 ou 10 globules d'Antiscrofuleux 1.

Dans les cas désespérés, au lieu de la 1re dilution, on fera prendre au malade 40 ou 50 globules par verre ; 40 ou 50 gouttes d'Electricité Blanche ou Bleue. Des douleurs intenses et continuelles, des apoplexies, des fièvres malignes ont été guéries, en faisant boire 100 gouttes d'Electricité Blanche ou Bleue.

L'Electricité Bleue arrête les hémorragies et cicatrise les artères.

L'Electricité appliquée au milieu du crâne produit de grands effets ; parce que, le cerveau étant le véritable centre du système nerveux, en agissant sur le cerveau on agit sur tout l'organisme.

Il est facile, quand on s'appuie sur les principes de l'Electro-Homéopathie, de deviner une maladie. Avez-vous des battements de cœur, des vertiges, des congestions, des hémorroïdes, les extrémités froides, etc. ? Soignez-vous avec les Antiangioïtiques. Faute de quoi, servez-vous des Antilymphatiques. Souvent il faut se soigner et avec les Antiangioïtiques et avec les Antiscrofuleux ; c'est ce qui se produit toujours pour les grandes infirmités.

Aucune suite fâcheuse n'est à craindre, si l'on n'emploie pas le véritable remède ; un remède mal employé ne fait ni bien ni mal. On peut prouver l'innocuité de nos spécifiques en faisant prendre cent, mille, dix mille globules à un chien ou à un chat.

Se soumette qui veut à la diète ; dans les cas graves, il faudra suivre le régime lacté. L'Anticancéreux 1 soulage toutes douleurs de la matrice, rend la grossesse moins difficile, apporte d'immenses soulagements aux femmes en couches.

Il faut augmenter les doses au fur et à mesure que le mal diminue.

Quiconque veut se soigner avec l'Electro-Homéopathie devra s'en rapporter aux préceptes émis dans ce Vade-Mecum.

MATTEI.

CATALOGUE

DÉS

MALADIES LES PLUS COMMUNES

INDICATIONS DES REMÈDES PROPRES A LES GUÉRIR

Le signe NB signifie remède nouveau. — Il est efficace dans toutes les maladies, comme usage externe.

Pour chaque maladie, le remède indiqué devra être pris à la 1ʳᵉ dilution, si d'autres dilutions ne sont pas indiquées.

Les remèdes indiqués pour une maladie sont les remèdes essentiels pour mener une cure à bonne fin.

Toutes les applications externes telles que bains, électricités, etc., ne sont pas indispensables, mais elles servent à accélérer la guérison.

A

1. **Abcès froid.** — Cure interne : Anticancéreux 1 alterné avec Antiangioïtique 3. — Cure externe : Bains, compresses, onctions de NB. — Electricités Rouge et Jaune alternées aux nerfs les plus rapprochés de la tumeur.
2. **Adénite.** — Cure interne : Anticancéreux 1. — Antiangioïtique 3. Cure externe : Bains de NB. — Electricité Verte.
3. **Affaiblissement.** — Interne : Antiscrofuleux 1. — Externe : Electricité Rouge, Blanche ou Bleue à l'occiput et au sympathique (Voyez Planche).
4. **Age critique.** — Interne : Antiscrofuleux 1 et Antiangioïtique 3. — Externe : NB.

5. **Agitation nerveuse.** — Cure interne : Remède nouveau, 2ᵐᵉ dilution. Cure externe : Bains de NB.

6. **Alba dolens** *(Phlébite).* — Cure interne : Antiangioïtique 3. — Boire quelques gouttes d'Electricité Bleue. Cure externe : Bains de NB.

7. **Albuminurie** *(Urine).* — Cure interne : Antiscrofuleux 1. — Cure externe : Bains de NB.

8. **Alopécie** *(Cheveux).* — Même cure que le N° 7, de plus onctions sur toute la tête avec Antivénérien et Antiscrofuleux 1.

9. **Amaurose.** — Cure interne : Antiscrofuleux 1 et 2, compresses aux yeux avec les mêmes remèdes. — Cure externe : Electricités Blanche et Bleue au centre du crâne, à l'occiput et au sympathique (Voyez Planche à la fin). A Rome, à l'hopital de Sainte-Thérèse, comme cela est rapporté dans le livre du Professeur Pascucci, une amaurose fut vaincue en une heure par des applications d'Electricité Rouge à l'occiput.

10. **Aménorrhée** *(Menstrues).* — Cure interne : Antiangioïtique 3, gouttes d'Electricité Bleue. — Cure externe : Onctions au cœur, à l'aorte et aux hypocondres avec Antiangioïtique 3.

11. **Amygdalite** *(Angine).* — Cure interne : Anticancéreux 1, alterné avec Antiangioïtique 3. — Cure externe : onctions à la gorge avec NB, avec l'Electricité Bleue ou Blanche ou Rouge, gargarismes avec ces mêmes remèdes.

12. **Anémie.** — Cure interne : Anticancéreux 1 et Antiangioïtique 3, boire quelques gouttes d'Electricité Bleue. — Externe : Onctions au cœur, à l'aorte et aux hypocondres avec Fébrifuge nouveau ou avec Antiangioïtique 3.

13. **Anévrisme.** — Comme le N° 12.

14. **Angine.** — Cure interne : Anticancéreux 1, et Antiangioïtique 3, Pectoral 1. — Externe : Onctions de NB sur toute la poitrine.

15. **Angioïte.** — Interne : Anticancéreux 1, Antiangioïtique 3 et quelques gouttes d'Electricité Bleue. — Externe : Onctions ou compresses avec Antiangioïtique 3 au cœur, à l'aorte et aux hypocondres.

16. **Ankyloses.** — Interne : Antiscrofuleux 1. — Externe : Onctions et bains NB.

17. **Anthrax** *(Clous)*. — Interne : Antiscrofuleux 1. — Externe : Compresses d'Electricité Blanche sur le furoncle, bains NB.

18. **Antidotes.** — Interne : NB ou Antiscrofuleux 1.

19. **Anus** *(Rectum)*. — Interne : NB. — Externe : NB en bains et en lavements.

20. **Aphonie** *(Voix)*. — Cure interne : Antiscrofuleux 1, dilution et gargarismes. — Cure externe : Bains de NB. — Electricité Blanche en gargarismes.

21. **Aphtes.** — Comme au N° 20.

22. **Apoplexie sanguine.** — Interne : Antiangioïtique 3 et Antiscrofuleux 1 alternés, Electricité Bleue jusqu'à 100 gouttes.

23. **Appétit** *(Manque d')*. — Interne : Antiscrofuleux 1. — Externe : Electricité Rouge au creux de l'estomac et au plexus solaire. (Voyez Planche).

24. **Arthrite** ou **goutte.** — Interne : Antiscrofuleux 1 ou Anticancéreux 5, gouttes d'Electricité Bleue ou Verte. — Externe : Onctions et bains NB, ou Anticancéreux 5.

25. **Articulaires** *(Douleurs)*. — Interne : Anticancéreux 1, Antiangioïtique 3. — Externe : Bains NB. Onctions au cœur et à l'aorte avec l'Electricité Verte.

26. **Articulations.** — Interne : Anticancéreux 5. — Externe : Onctions d'Anticancéreux 5 ou NB.

27. **Ascarides** *(Vers)*. — Interne : Vermifuge, 1re dilution, et même jusqu'à 40 globules dans un verre d'eau. — Une goutte d'Electricité Jaune dans une cuillerée d'eau.

28. **Asciste.** — Interne : Fébrifuge 1. — Externe : Fébrifuge nouveau et bains de NB.

29. **Asphyxie.** — Interne : Antiscrofuleux 1 à prendre très souvent. — Externe : Electricité Bleue au centre du crâne et au sympathique (Voyez Planche).

30. **Asthme.** — S'il est nerveux, il disparaît en touchant le sympathique avec l'Electricité Rouge ou Blanche. Interne : Antiscrofuleux 1. — S'il est sanguin : Antiangioïtique 3, un grain à sec chaque cinq minutes ou gouttes d'Electricité Bleue. — Externe : Onctions d'Antiangioïtique 3 au cœur, à l'aorte et aux hypocondres.

31. **Atrophie.** — Interne : Antiscrofuleux 1 et Antiangioï-tique 3. — Externe : Onctions de Anticancéreux 5, bains de NB, applications d'Electricité Rouge et Jaune alternées aux nerfs du membre atrophié.

32. **Aversion** *(des nourrissons pour le sein).* — Onctions de Fébrifuge nouveau aux hypocondres.

B

33. **Barbe** *(Traiter comme Alopécie N° 8).*

34. **Bégaiement.** — Interne : Antiscrofuleux 1. — Externe : Electricités Rouge et Jaune alternées aux petits hypo-glosses (voyez la Planche), gargarismes avec Antican-céreux 5 et bains NB.

35. **Blennorrhagie.** — Interne : Antivénérien, peu et souvent, gouttes d'Electricité Bleue. — Externe : Bains d'Antivénérien.

36. **Blessures.** — L'Electricité Bleue arrête les hémorragies et cicatrise même les artères. S'il y a tendance gan-gréneuse, donnez Anticancéreux 1 ou 5, interne et externe.

37. **Boutons** *(au visage).* — Interne : Antiscrofuleux 1. — Externe : Onctions Anticancéreux 5 et bains NB.

38. **Borborygmes** *(Estomac).* — Interne : Antiscrofuleux 1 à boire très-souvent. — Externe : Electricité Blanche ou Bleue au sympathique et au creux de l'estomac (Voyez la Planche) et bains NB.

39. **Bouche** *(Fétidité).* — Interne : Antiscrofuleux 1. — Externe : Onctions aux hypocondres avec Fébrifuge nouveau — gargarismes d'Electricité Blanche et bains NB.

40. **Bronchite.** — Interne : Trois remèdes alternés. — Pectoral 1, Anticancéreux 1. — Antiangioïtique 3. — Externe : Onctions au cou et à toute la poitrine avec NB.

41. **Brûlures.** — Interne : Antiscrofuleux 1. — Externe : NB et Antiscrofuleux 1, en compresses répétées sont très efficaces.

42. **Bubons** *(Syphilis).* — Traiter comme au N° 35.

C

43. **Calculs.** — Interne : Antiscrofuleux 1, à boire souvent. — Externe : Bains NB. Electricités Rouge et Jaune sur les reins.

44. **Cancer.** — La cure du cancer, pendant la première période, est très facile, par ce que, comme dans toutes les autres maladies, il faut changer la condition du sang quand il n'est pas encore totalement modifié. Si le cancer ou le squirrhe est fermé, la cure est facile ; elle devient moins aisée quand l'ulcération commence. Dans les deux cas cependant la guérison est certaine. Il n'en est plus de même quand le sujet a été soumis à une opération ; dans ce dernier cas, la cure exige beaucoup plus de soins.

La cure du cancer dans ses différents phases, sera commencée avec Anticancéreux 1 et Antiangioïtique 3 à l'intérieur. — A l'extérieur : Anticancéreux 5, compresses non sur la partie dure, mais tout autour, et bains NB. Si, en huit ou dix jours, les symptômes du mal qui consistent, pour le sein, par exemple, en durillons, en douleurs lancinantes, en un bouton rentré, ou en une tumeur fixée à la base, et — si c'est une plaie — en une humeur claire, couleur noirâtre, manque d'appétit, couleur jaunâtre ou noirâtre de la figure, insomnies ; si, disons-nous, après huit ou dix jours ces symptômes ne changent point on emploie à la place de l'anticancéreux 1 le C. 5 ou T Anticancéreux B, ou C.10. — S'il y a de la douleur on doit avoir recours à l'Electricité Verte ou Bleue ou NB en compresses, autour de la tumeur, et à l'intérieur, s'il y a plaie. La cure d'un cancer à la troisième phase, ou d'un squirrhe opéré est toujours longue parce qu'un sang détérioré ne saurait être changé en peu de temps. L'amélioration se reconnaît à l'expression de la physionomie du malade ; les forces, l'appétit et le sommeil reviennent. Ainsi, par exemple, si la tumeur n'est pas encore ouverte, elle doit se détacher du fond où elle est fixée et laisser le sein plus libre. Le bouton rentré doit peu à peu ressortir, les douleurs lancinantes doivent toujours cesser. — Si c'est une plaie, l'humeur claire doit devenir plus épaisse, se changer en pus ; le noir disparait et fait place à une couleur rouge ou rose.

Les bords endurcis doivent se décomposer et tomber peu à peu. Parfois la partie dure, c'est-à-dire désorganisée, se sépare tout à coup et tombe quand, grâce à l'influence du remède, on prive, pour ainsi dire, la maladie de son aliment. On a pu constater dans des cas nombreux cette séparation de la partie morte d'avec la partie vive. — Le docteur Regard, dont on parle dans les opuscules publiés par le Dépôt général, a vu les contours d'une grande plaie se détacher et tomber tout à coup. — Le *Bulletin bi-mensuel de l'Electro-Homéopathie*, qui s'imprimait à Genève, parle, dans son premier numéro, d'un cancer fibreux à l'utérus qui s'est détaché et a été rejeté à l'extérieur. J'ai assisté moi-même à plusieur cas de guérison ; ce qui m'a le plus frappé a été la guérison d'un homme de service des hôpitaux de Bologne, qui un jour, en se lavant, vit tomber tout à coup un gros carcinône qu'il avait à la lèvre inférieure. Enfin on combat les cancers avec les Anticancéreux et les Antiangioïtiques, avec l'Electricité Verte ou Bleue ; avec bains et compresses de NB. — Varier les remèdes si les bons effets produits par un premier remède semblent vouloir cesser.

45. Cancer vénérien. — Traiter comme au N° 35.

46. Canine *(toux).* — Antiangioïtique 3, une cuillerée toutes les trois minutes.

47. Cardite *(Inflammation du cœur).* — Interne : Anticancéreux 1 et Antiangioïtique 3 alternés à la 2me dilution, à boire très souvent. — Externe : Electricité Bleue en compresses à la région du cœur.

48. Carie des os. — Interne : Anticancéreux 1 ou 5 et Antiangioïtique 3 alternés ; gouttes d'Electricité Bleue. — Externe : Bains et onctions de NB.

49. Catalepsie. — Interne : Anticancéreux 1 à la 2me dilution. — Externe : onctions de NB au creux de l'estomac.

50. Cataracte. — Interne : Antiscrofuleux 1 ou Anticancéreux 5. — Externe : Bains d'œil avec les mêmes remèdes. Grands bains de NB. — Electricité Rouge à l'occiput, aux sus et aux sous-orbitaux. (Voyez la Planche).

51. Catarrhe de Bronches. — Traiter comme au N° 40.

52. **Catarrhe d'Intestins.** — Interne : Antiscrofuleux 1. — Externe : Bains de NB.

53. *Idem.* **de Matrice.** — Interne : Anticancéreux 1 ou 5. — Bains de NB.

54. *Idem.* **de Vessie.** — Interne : Antiscrofuleux 1 ou Anticancéreux 5. — Externe : Electricités Rouge et Jaune alternées au pubis et aux nerfs sacrés, bains NB.

55. **Cécité.** — Interne : Antiscrofuleux 1 ou Anticancéreux 1. — Externe : Grands bains de NB. Compresses au centre du crâne et sur les yeux.

56. **Céphalalgie.** — Interne : Anticancéreux 1 à boire très-souvent. — Externe ; Electricité Blanche au centre du crâne. Bains de NB.

57. **Charbon.** — Interne : Anticancéreux 1. — Externe : Anticancéreux 1, Electricité Bleue et bains de NB.

58. **Chlorose.** — Interne : Anticancéreux 1, à boire très-souvent. — Externe : Bains de NB.

59. **Choléra.** — Interne : Toutes les cinq minutes un globule à sec d'Antiscrofuleux 1. — Externe : Applications d'Electricité Rouge ou Blanche au creux de l'estomac.

60. **Chorée** *(Danse de St-Guy).* — Interne : NB. — Externe : Bains de NB.

61. **Choux-Fleurs.** — Interne : Anticancéreux 1 ou 5 alterné avec Antiangioïtique 3. — Externe : Onctions, compresses, bains NB.

62. **Chute de l'anus.** — Interne : Antiscrofuleux 1. Externe : Bains et compresses de NB. Electricités Rouge et Jaune aux nerfs sacrés.

63. **Chute de matrice.** — Interne : Anticancéreux 1. — Externe : Anticancéreux 1 en compresses et injections. bains de NB. Electricité Bleue ou Blanche aux nerfs (voyez Planche).

64. **Cœur.** — Toutes les altérations du cœur se traitent avec Antiangioïtique 3 à la seconde dilution ; à boire très souvent : gouttes d'Electricité Bleue. Externe : Compresses d'Antiangioïtique 3 ou d'Electricité Bleue au cœur.

65. **Coliques.** — Traiter comme au N° 59.

66. **Coma.** — *(Léthargie).* — Externe : Electricités positive et négative à l'occiput et au sympathique. Bains de NB.

67. **Condylômes.** — Traiter comme au N° 35.

68. **Congélation.** — Externe : Onctions avec NB et Electricités Rouge et Jaune aux nerfs de la partie atteinte.

69. **Congestion des vaisseaux sanguins.** — Interne : Antiangioïtique 3; boire jusqu'à 40 gouttes d'Electricité Bleue. — Externe : compresses d'Antiangioïtique 3.

70. **Contractions nerveuses.** — Interne : Antiscrofuleux 1. — Externe : Bains de NB.

71. **Convulsions** *(Vermineuses).* — Interne : Vermifuge ; boire Electricité Jaune.

Idem. *(Par vice de circulation).* — Interne : Antiangioïtique 3 et Electricité Bleue à petites doses.

Idem. *(Scrofuleuses).* — Interne : Antiscrofuleux 1, 2me dilution.

72. **Corysza** *(Rhume de cerveau).* — Interne : Antiscrofuleux 1. — Externe : Onctions à toute la tête avec NB. Electricité Rouge ou Blanche appliquée à la racine du nez et à l'occiput.

73. **Cornée** *(Tache à la).* — Interne : Antiscrofuleux 1. — Externe : Antiscrofuleux 1 en compresses sur l'œil. — Electricité Rouge ou Blanche à l'occiput et aux sus et sous-orbitaux.

74. **Coup de soleil.** — Externe : Ventouses de NB. Electricités positive et négative à l'endroit douloureux. — Interne : Antiscrofuleux 1.

75. **Coxalgie.** — Si elle est spontanée, la cure en est bien longue. — Si elle est accidentelle, elle se remet bien vite avec : Interne : Antiscrofuleux 1. — Externe : Bains de NB et compresses d'Electricités Rouge et Jaune à la pointe du fémur.

76. **Crampes d'estomac.** — Interne : Antiscrofuleux 1, 10 grains par verre, à boire très souvent. — Externe : Electricité Blanche ou Bleue au creux de l'estomac. Si elles ne cèdent pas, il faut traiter l'aorte avec Antiangioïtique 3 et l'Electricité Bleue.

77. **Crêtes de Coq.** — Traiter comme au N° 35.

78. **Croup.** — Interne : Antiscrofuleux 1. — Externe : Bains de NB. Electricités Rouge et Jaune à l'occiput et aux petits hypoglosses. (Voyez la Planche).

79. **Croûtes de lait.** — Interne : Donner Antiscrofuleux 1 à la nourrice, afin que l'enfant prenne le remède avec le lait. Compresses de NB sur les croûtes.

80. *Idem. (serpigineuses).* — Traiter comme au N° 35.

81. **Cystite.** — Interne : Antiscroluleux 1, à boire très souvent : — Externe : Antiscrofuleux 1; bains NB.

D

82. **Danse de St-Guy.** — Traiter comme au N° 60.

83. **Dartres.** — Interne : Antiscrofuleux 1 et Antiangioïtique 3 ; boire gouttes d'Electricité Bleue ou Blanche. Externe : Bains de NB.

84. **Délire** *(Fièvres).* — Interne : 40 grains de Fébrifuge 1 dans un verre d'eau. — Faire boire 40 gouttes d'Electricité Bleue.— Externe : Electricité Blanche au centre du crâne.

85. **Délirium tremens.** — Interne : Antiscrofuleux 1 à boire très-souvent.

86. **Dentition difficile.** — Interne : Antiscrofuleux 1 à la nourrice.

87. **Dents.** — Applications externes d'Electricité Rouge, ou Jaune, ou Bleue (celle qui agira le mieux), au point correspondant à la douleur.

88. **Descente de matrice.** — Traiter comme au N° 63.

89. **Diabète.** — Interne : Antiscrofuleux 1 et Anticancéreux 5, gouttes d'Electricité Bleue. — Externe : Bains de NB.

90. **Diarrhée.** — S'il n'y a pas de sang : Antiscrofuleux 1 à boire très-souvent. — S'il y a sang : Antiangioïtique 3 à boire aussi très-souvent.

91. **Digestion difficile.** — Interne : Antiscrofuleux 1. — Externe : Onctions aux hypocondres avec Fébrifuge nouveau : bains de NB. — Electricité positive au creux de l'estomac.

92. **Dipthérite.** — Gargarismes d'Anticancéreux 1 ou 5, ou d'Antiscrofuleux 1, ou de NB; gargarismes d'Electricité Rouge, ou Janne, ou Bleue, et onctions au cou avec NB.

93. **Douleurs.** — Toute douleur accidentelle disparaît par l'application d'une des Electricités. Si elle est causée

par des humeurs, il faut corriger par la cure interne, l'humeur psorique, ou syphilitique, ou le vice de circulation, que l'on juge être la cause de la douleur.

94. **Dysménorrhée.** — Interne : Antiangioïtique 3 ; gouttes d'Electricité Bleue. — Externe : Onctions d'Antiangioïtique 3 aux hypocondres.

95. **Dysurie** *(Urine).* — Interne : Antiscrofuleux 1 et Anticancéreux 5, gouttes d'Electricité Blanche. — Externe: Electricité Blanche au creux de l'estomac, au plexus solaire, et aux reins (voir la Planche). Bains de NB.

96. **Dyssenterie.** — Interne : Antiscrofuleux 1 alterné avec Antiangioïtique 3. — Externe : Bains de NB. — Electricité Blanche au creux de l'estomac.

97. **Dyspepsie** *(Manque d'appétit).* — Interne : Antiscrofuleux 1. — Externe : Onctions aux hypocondres avec Fébrifuge nouveau. — Electricité Rouge ou Blanche au creux de l'estomac.

E

98. **Ecchymoses.** — Interne : Antiscrofuleux 1. — Externe : Bains de NB.

99. **Eclampsie.** — Interne : NB. — Externe : Onctions de NB aux mâchoires.

100. **Ecthyma** *(Herpès).* — Toute la grande famille des herpès se traite avec l'Antiscrofuleux 1, ou l'Anticancéreux 1 ou 5 à l'intérieur. — Externe : Bains de NB.

101. **Eczéma.** — Interne : Anticancéreux 1 et Antiangioïtique 3 alternés ; boire gouttes d'Electricité Blanche. Externe : Bains de NB.

102. **Eléphantiasis.** — Comme au N° 101.

103. **Empoisonnements.** — Interne : Antiscrofuleux 1, un grain chaque trois minutes.

104. **Enflures.** — Interne : Antiscrofuleux 1. — Externe : Onctions et bains de NB.

105. **Entérite.** — Interne : Anticancéreux 1 alterné avec Antiangioïtique 3.

106. **Engelures.** — Interne : Antiscrofuleux 1 alterné avec Antiangioïtique 3. — Externe : Onctions et bains de NB d'Anticancéreux 5 ou d'Antiscrofuleux 1.

107. Entorses. — Interne : Antiscrofuléux 1 et Antiangioïtique 3. — Externe : Bains et compresses de NB, et d'Electricités positive et négative alternées.

108. Epilepsie. — Il faut traiter les causes présumées qui sont généralement un vice de circulation, ou la psore, ou bien des vers. — Doses à la 3ᵉ dilution. — En général le NB convient dans toutes les épilepsies.

109. Epistaxis. — Boire gouttes d'Electricité Bleue. — Externe : Onctions au cœur avec Antiangioïtique 3.

110. Erysipèle. — Interne : Antiscrofuléux 1. — Externe : Electricité Blanche ou Bleue ou Rouge à l'occiput et autour de l'érysipèle.

111. Eruptions. — Traiter comme au Nᵒ 101.

112. Estomac. — Souvent l'altération de l'aorte se manifeste comme une affection de l'estomac (dilatation). Dans ce cas on traite avec Antiangioïtique 3 et Electricité Bleue au creux de l'estomac. — Boire aussi gouttes d'Eleccricité Bleue.

113. Evanouissements. — 10 globules à sec d'Antiscrofuléux 1 les font passer promptement.

114. Excroissances charnues. — Interne : Anticancéreux 1 ou 5. — Externe : compresses d'Electricité Bleue, bains de NB.

115. Exostoses. — Interne : Antiscrofuléux 1. — Externe : Compresses d'Antiscrofuléux 1 ou de NB. — Bains de NB.

F

116. Face *(Névralgie).* — Prosopalgie rhumatismale. — Interne ; Antiscrofuléux 1 alterné avec Antiangioïtique 3. — Externe : Grandes onctions de NB. — Bains de NB. — Compresses d'Electricité Blanche.

117. Faiblesse. — Interne : Antiscrofuléux 1 et gouttes d'Electrité Bleue. — Externe : Electricités Rouge et Jaune à l'occiput et au sympathique (Voyez Planche).

118. Favus *(Teigne).* — Interne : Anticancéreux 1 ou 5. — Externe : Compresses de NB. — Bains de NB.

119. Fémur. — Traiter comme au Nᵒ 75.

120. Fièvres. — Toutes les fièvres, quelle que soit leur forme, se traitent avec le Fébrifuge 1 à l'intérieur et le Fébrifuge nouveau en onctions sur les hypocondres. On emploie les doses habituelles. Dans les cas graves ou désespérés on donne 50 grains et 50 gouttes d'Electricité Blanche ou Bleue.

121. **Flueurs blanches.** — Interne : Anticancéreux 1 à boire très-souvent. — Externe : Injections et bains de NB.

122. **Fistules.** — Interne : Antiscrofuleux 1 ou Anticancéreux 1. — Externe : Onctions d'Anticancéreux 1, compresses et bains de NB.

123. **Fluxion de poitrine.** — Interne : Pectoral 1, Anticancéreux 1 et Antiangioïtique 3. — Externe : Grandes onctions au cou et à la poitrine de NB.

124. **Fluxion à la joue.** — Interne : Antiscrofuleux 1. — Externe : Electricité Rouge ou Jaune ou Bleue. Onctions de NB.

125. **Flux de lait.** — Interne : Anticancéreux 1, 2ᵉ dilution, à boire très souvent.

126. **Foie et rate.** — Interne : Fébrifuge 1. — Externe : Fébrifuge nouveau, onctions sur les hypocondres. Bains de NB.

127. **Folie.** — Interne : Antiscrofuleux 1 ou Anticancéreux 1, boire gouttes d'Electricité Blanche ou Bleue. — Externe : Bains de NB. Si elle est produite par un vice organique, on réussit difficilement.

128. **Foudre** *(Effets de la)*. — Interne : Antiscrofuleux 1, boire gouttes d'Electricité Blanche. — Externe : Electricité Blanche au centre du crâne, à l'occiput et au sympathique. (Voyez Planche). Bains de NB.

129. **Fracture d'os.** — Antiscrofuleux 1 ou Anticancéreux 1, alternés avec Antiangioïtique 3. — Externe : Bains ; compresses de NB et d'Antiangioïtique 3, alternées avec l'Electricité Rouge ou Blanche.

130. **Fongus hématode.** — Interne : Anticancéreux 1 et Antiangioïtique 3 alternés. — Bains de NB.

131. **Furoncles.** — Interne : Anticancéreux 1 ou Antiscrofuleux 1 alterné avec Antiangioïtique 3. — Externe : Bains et onctions de NB.

G

132. **Ganglions.** — Interne : Anticancéreux 1 alterné avec Antiangioïtique 3. — Employer les mêmes remèdes en compresses sur les ganglions. Bains de NB.

133. **Gangrène.** — Anticancéreux 1 interne, et externe en compresses, onctions et bains.

134. **Gastralgie.** — Interne : Antiscrofuleux 1. — Externe : Onctions de Fébrifuge nouveau sur les hypocondres, Elecricité Blanche ou Rouge au creux de l'estomac.

135. **Gastro-Entérite.** — Traiter comme au N° 136, plus onctions sur tout l'abdomen avec Anticancéreux 1 ou 5.

136. **Gastro-Hépatite.** — Interne : Febrifuge 1, gouttes d'Electricité Blanche ou Bleue. — Externe : Fébrifuge nouveau en onctions sur les hypocondres ; bains de NB.

137. **Gencives.** — Antiscrofuleux 1 et Antiangioïtique 3 en gargarismes. Garder dans la bouche de l'Electricité Bleue.

138. **Genou** (*Tumeur blanche au*). — Anticancéreux 1 interne et externe. — Applications d'Electricité Blanche ou Rouge aux nerfs de la partie malade.

139. **Gibbosité** (*Bosse*). — Interne : Antiscrofuleux 1 ou Anticancéreux 5 alterné avec Antiangioïtique 3. — Externe : Compresses d'Electricité Blanche ou Rouge ou de NB. — Onctions de NB.

140. **Glandes.** — Interne : Anticancéreux 1. — Externe : Anticancéreux 1 ou 5 ou NB.

141. **Goître.** — Interne : Anticancéreux 1. — Externe : Anticancéreux 1 et bains de NB.

142. **Gonorrhée.** — Traiter comme au N° 35.

143. **Gorge.** — Traiter comme au N° 92.

144. **Goût** (*Perte du*). — Interne : Antiscrofuleux 1 et Antiangioïtique 3. — Externe : Bains de NB. — Gargarismes d'Electricité Blanche ou Bleue.

145. **Goutte.** — Interne : Antiscrofuleux 1, Antiangioïtique 3. Boire gouttes Electricité Bleue. — Externe : Bains et onctions de NB.

146. **Goutte sereine.** — Interne : Anticancéreux 1, Antiangioïtique 3. Boire Electricité Bleue. — Externe : Electricité Bleue à l'occiput et centre du crâne. Bains de NB.

147. Grippe. — Interne : Antiscrofuleux 1, gouttes d'Electricité Blanche. — Externe : Onctions de Fébrifuge nouveau sur les hypocondres. Onctions de NB.

148. Grossesse laborieuse. — Anticancéreux 1 à la 2ᵉ dilution, à boire très-souvent.

H

149. Hanche (*Fémur, luxation*). — Si elle est spontanée, la cure en est longue ; si elle est accidentelle, elle est courte. — Interne : Anticancéreux 1 et Antiscrofuleux 1 alternés avec Antiangioïtique 3. — Externe : Compresses d'Electricité Rouge ou Blanche, ou Bleue à la pointe du fémur. — Bains de NB.

150. Hébêtement (*même par abus de quinine*). — Antiscrofuleux 1. — Externe : Bains de NB.

151. Hématémèze (*Vomissement de sang*). — Quelques gouttes d'Electricité Bleue arrêtent les vomissements du sang.

152. Hématurie (*Urine*). — Interne : Antiscrofuleux 1. — Externe : Bains de NB.

153. Hémicranie. — Interne : Anticancéreux 1 ou Antiangioïtique 3, selon que l'on en juge la cause lymphatique ou angioïtique. — Externe : Applications de l'une des Electricités à l'origine du nerf qui se trouve près du petit hypoglosse. (Voir Planche).

154. Hémiplégie. — Interne : Anticancéreux 1 et Antiangioïtique 3 alternés. Boire gouttes d'Electricité Bleue. — Externe : Onctions de NB sur la partie malade.

155. Hémoptysie (*Crachement de sang*). — L'Electricité Bleue bue et en compresses, à la région du cœur, arrête les crachements de sang. On traite intérieurement avec Anticancéreux 1 et Antiangioïtique 3 alternés.

156. Hémorragies. — Boire Electricité Bleue. — Externe : Electricité Bleue, même s'il s'agissait d'une artère ouverte.

157. Hémorroïdes. — Interne : Anticancéreux 1 et Antiangioïtique 3 alternés, boire gouttes d'Electricité Bleue. — Externe : Bains de NB.

158. Hépatite. — Fébrifuge 1. — Externe : Fébrifuge nouveau en actions sur les hypocondres. Bains de NB.

159. **Hernie.** — Interne : Antiscrofuleux 1 et Antiangioïtique 3 alternés. — Compresses d'Electricité Rouge ou Blanche ou Bleue, ou Jaune.

160. **Herpès.** — Interne : Antiscrofuleux 1 et Antiangioïtique 3, boire gouttes d'Electricité Bleue ou Blanche.

161. **Hydrocèle.** — Interne : Antiscrofuleux 1, Antiangioïtique 3. — Externe : Grandes onctions à la tête de NB ; Electricité Bleue ou Blanche, ou Rouge au centre du crâne.

162. **Hydrocéphale.** — Traiter comme au N° 161.

163. **Hydropéricardite.** — Interne : Antiangioïtique 3 à la 2me dilution. — Externe : Onctions d'Antiangioïtique 3 au cœur, à l'aorte et aux hypocondres. — Quand la maladie est en voie de guérison, bains de NB.

164. **Hydrophobie.** — Interne : Antiscrofuleux 1. — Bains de NB. — Monsieur de Smirnoff a publié, dans ses livres, qu'il a guéri de la rage toute une étable de vaches, aux environs de St-Pétersbourg.

165. **Hydropisie** (*Ascite*). — Fébrifuge 1 interne et Fébrifuge nouveau externe. Bains de NB : Anticancéreux 1 interne et bains de NB ou d'Anticancéreux 5. — (*Anasarque*) Antiscrofuleux 1 à la 2me dilution. — Dans tous les cas, applications d'Electricité Rouge ou Blanche, ou Jaune, ou Bleue au sympathique et au plexus solaire.

166. **Hypocondrie.** — Interne : Fébrifuge 1, à boire très souvent ; boire gouttes d'Electricité Bleue. — Externe : Onctions de Fébrifuge nouveau aux hypocondres Bains de NB.

167. **Hystérie.** — Interne : Anticancéreux 1 à la 2me dilution, à boire toutes les cinq minutes ; ou prendre un grain à sec chaque demi-heure. Les bains de NB sont d'une grande efficacité dans cette maladie.

I

168. **Ictère.** — Interne : Fébrifuge 1 à la 2me dilution, à boire très souvent ; pour le reste traiter comme au N° 168.

169. **Idiotisme.** — Interne : Antiscrofuleux 1 ; Antiangioï-

tique 3. — Externe : Electricités Blanche et Bleue au centre du crâne. — Bains de NB.

170. **Inflammation.** — Interne : Antiscrofuleux 1, 2me dilution à boire très souvent. — Externe : Onctions aux hypocondres.

171. **Impétigo.** — Interne : Antiscrofuleux 1, 2me dilution à boire très souvent. — Externe : Bains de NB. Electricités à l'occiput et au sympathique.

172. **Impuissance.** — NB interne et externe : Onctions aux parties. — Electricités Rouge et Jaune aux nerfs sacrés (Voyez Planche) . Bains de NB.

173. **Incontinence d'urine.** — Interne : Antiscrofuleux 1. — Externe : Bains de NB. — Electricité Rouge aux nerfs sacrés (Voyez Planche).

174. **Indigestion.** — Interne : Antiscrofuleux 1, 1re dilution à prendre toutes les cinq minutes. — Externe : Electricité Blanche ou Bleue au creux de l'estomac.

175. **Insolation.** — Electricité Rouge ou Blanche à l'occiput, au sympathique et au point douloureux.

176. **Insomnie.** — Interne : Anticancéreux 1 ou Antiangioïtique 3. — Externe : Bains de NB.

177. **Insuffisance** (*des valvules du cœur*). — Traiter comme au N° 34..

178. **Intestins.** — Interne : Antiscrofuleux 1. — Externe : Onctions à l'abdomen de NB, et aux hypocondres de Fébrifuge nouveau. Bains de NB.

179. **Ivresse.** - 10 grains de Antiscrofuleux 1 à sec sur la langue.

180. **Ivrognerie.** — Traiter comme au N° 179.

J

181. **Jambes** (*œdème*). — Interne : Antiscrofuleux 1 ou Anticancéreux 5, alterné avec Antiangioïtique 3. — Externe : Bains de NB, applications d'Electricités Rouge et Jaune aux nerfs de la partie malade.

182. **Jaunisse.** — Traiter comme au N° 168.

L

183. **Lait** (*Fièvre de*) **Suppression.** — Interne : Anticancéreux 1 à la 2me dilution, à boire très souvent ;

ou 20 grains à sec dans la journée, pris un chaque fois.

184. Langue (*Glossite, gerçures et inflammation*). — Interne: Anticancéreux 1 ou 5. — Externe : Gargarismes d'Antiscrofuleux 1 ou 2. — Bains de NB.

185. Lèpre. — Interne : Anticancéreux 1 ou 5. — Externe : Onctions d'Anticancéreux 1 ou 5. — Bains de NB.

186. Léthargie. — Interne : Antiscrofuleux 1. — Externe : Electricités Jaune et Rouge alternées au symphathique, à l'occiput et au plexus solaire. (Voyez Planche).

187. Leucorrhée. — Anticancéreux 1 ou 5, ou Antivénérien interne et externe. — Bains de NB.

188. Lèvres (*Enflure des*). — Interne: Anticancéreux 1 ou 2. — Externe : Bains de NB.

189. Lumbago. — Interne : Antiscrofuleux 1. — Externe : Bains de NB ou d'Anticancéreux 5. — Electricité ou Blanche, ou Rouge ou Bleue de chaque côté de l'épine.

190. Lupus vorace. — Interne : Anticancéreux 1 ou 5 ou Antiscrofuleux 1 ou NB. — Externe : Compresses et bains avec l'un de ces remèdes.

191. Luxations en général. — Interne : Antiscrofuleux 1. Externe : Compresses d'Antiscrofuleux 1 ou de NB. — Si elle est au fémur, compresses d'Electricités à la pointe du fémur. Bains de NB.

M

192. Mâchoires (*Trismus*). — Applications alternées d'Electricités Rouge et Jaune sur la joue et à la pointe du menton. — Onctions de NB.

193. Mal caduc. — Traiter la cause présumée qui est, angioïtique, psorique ou vermineuse. Dans bien des cas, le remède nouveau fait des prodiges, spécialement si l'on fait une légère onction au creux de l'estomac avec deux ou trois grains dissous dans une cuillerée d'eau.

194. Mal de mer. — Interne : Antiscrofuleux 1, un second grain à sec au début du mal ; s'il ne cède pas, un grain, et ainsi de suite jusqu'à disparition du mal. — L'Antiangioïtique 3 convient mieux aux personnes fortement angioïtiques.

195. **Marasme.** — Interne : Antiscrofuleux 1. — Boire de l'Electricité Blanche ou Rouge ou Bleue. — Externe : Applications des Electricités Rouge et Jaune alternées au sympathique, au plexus solaire et à l'occiput. (Voyez la Planche).

196. **Masturbation.** — Interne : Antiscrofuleux 1, à boire très souvent. — Externe : Compresses de NB aux nerfs sacrés.

197. **Matrice.** — L'Anticancéreux 1 interne et externe est très efficace dans toutes les altérations de la matrice.

198. **Mœlena.** — Interne : Antiangioïtique 3 alterné avec Anticancéreux 1, à la 2me dilution, à boire très souvent. — Boire gouttes d'Electricité Bleue. — Bains de NB.

199. **Mélancolie.** — Interne : Antiscrofuleux 1, Antiangioïtique 3. — Boire gouttes d'électricité Bleue. — Externe : Electricité Blanche ou Bleue au centre du crâne. — Onctions aux hypocondres de Fébrifuge nouveau. — Bains de NB.

200. **Méningite.** — Interne : Anticancéreux 1 et Antiangioïtique 3 alternés. Externe : Onctions à toute la tête avec l'Electricité Blanche ou Bleue ou avec NB.

201. **Ménopause** (*Age critique*). — Interne : Anticancéreux 1 et Antiangioïtique 3 alternés. — Externe : Bains de NB.

202. **Menstrues.** — Interne : Anticancéreux 1 et Antiangioïtique 3. — Externe : Bains de NB. — Electricité Bleue aux nerfs sacrés et à l'occiput.

203. **Métrite puerpérale.** — Interne : Anticancéreux 1 ou 5, Antiangioïtique 3. — Externe : Onctions et compresses de NB.

204. **Métrorragie** (*Grandes pertes*). — Interne : Antiangioïtique 3, Anticancéreux 1, à la 2me dilution, à boire très souvent. — Boire gouttes d'Electricité Bleue. — Externe : Onctions à la région précordiale avec Antiangioïtique 3 et avec l'Electricité Bleue.

205. **Miliaire** (*Fièvre*). — Interne : Antiscrofuleux 1 à boire toutes les trois minutes. — L'Antiscrofuleux 1 pousse fortement les humeurs à la peau.

206. **Moëlle épinière.** — Interne : Anticancéreux 1 ou Antiscrofuleux 1 alterné avec Antiangioïtique 3. —

Externe ; Electricité Bleue au centre du crâne. — Bains de NB. — Onctions de NB de chaque côté de l'épine dorsale.

207. **Morsures** (*venimeuses*). — Antiscrofuleux 1 interne et externe. — Bains de NB. — Electricité Verte en compressés.

208. **Mutisme.** — Interne : Antiscrofuleux 1 alterné avec Antiangioïtique 3. — Externe : Electricité Blanche ou Rouge au centre du crâne et aux petits hypoglosses. (Voyez la Planche).

209. **Myélite.** — Traiter comme au N° 206 et de plus Electricité Rouge ou Blanche ou Jaune au plexus solaire.

N

210. **Nausées.** — Quelques grains à sec d'Antiscrofuleux 1, onctions de Fébrifuge nouveau aux hypocondres. — Bains de NB.

211. **Néphrite.** — Traiter comme au N° 210, plus onctions de Anticancéreux 5 ou de NB.

212. **Nerfs** (*Névralgies*). — Interne : Antiscrofuleux 1. — Boire Electricité Bleue. — Un homme alité but par erreur 100 gouttes d'Electricité Bleue et fut délivré en quelques minutes.

213. **Nez** (*Obstruction*). — Antiscrofuleux 1, Antiangioïtiques 3 avec aspirations des mêmes remèdes. — Electricités Rouge et Jaune à la racine du nez. — Bains de NB.

214. **Nymphomanie.** — Interne : Antiscrofuleux 1 et Anticancéreux 1 à la 2ᵉ dilution, à boire très souvent. — Externe : Bains fréquents de NB.

O

215. **Obésité.** — Interne : Antiscrofuleux 1 pris de toutes les façons (en dilution, à sec, et aux repas). — Externe : Electricité Bleue ou Blanche au plexus solaire et au centre du crâne. — Bains de NB.

216. **Odorat.** — Interne : Antiscrofuleux 1. — Externe : Electricité Rouge ou Jaune à la racine du nez. — Bains de NB.

217. Ophtalmie. — Interne : Antiscrofuleux 1 et Antiangioïtique 3. — Externe : Electricité Rouge et Jaune à l'occiput, au centre du crâne, aux sus et aux sousorbitaux, et à la racine du nez (Voyez la Planche). — Bains de NB.

218. Oreilles. — Interne : Antiscrofuleux 1 ou Antiangioïtique 3, selon que le sujet est angioïtique ou lymphatique. — Externe : Electricité Bleue au centre du crâne, et entre l'oreille et les trois petits muscles qui se trouvent derrière l'oreille. — Compresses de NB. Bains de NB.

219. Os (*Carie des*). — Interne : Antiscrofuleux 1, Anticancéreux 5 et Antiangioïtique 3 alternés. — Externe : Compresses des mêmes remèdes. — Bains de NB.

220. Ovarite. — Anticancéreux 1 ou 5 interne, et externe en onctions ou compresses sur les ovaires. — Boire gouttes d'Electricité Bleue. — Bains de NB.

P

221. Palais (*Polype au*). — Anticancéreux 1, Antiangioïtique 3. — Externe : Gargarismes avec Anticancéreux 5 ou avec NB. — Gargarismes d'Electricité Bleue, Blanche, Rouge. — Bains de NB.

222. Pâles couleurs (*Anémie*). — Interne : Anticancéreux 1, Antiangioïtique 3. — Boire Electricité Blanche. — Externe : Electricité Blanche au plexus solaire. — Bains de NB.

223. Palpitations (*de cœur*). — Traiter comme au N° 13.

224. Panaris. — Interne : Antiscrofuleux 1. — Externe : Compresses d'Electricité Blanche ou Rouge. — Compresses et bains de NB.

225. Paralysie nerveuse. — Interne : Antiscrofuleux 1. — Externe : Electricité Rouge ou Blanche ou Jaune, à l'occiput, au sympathique et au plexus solaire. (Voyez Planche). — Bains de NB.

226. Paralysie par vice de circulation. — Interne : Antiangioïtique 3, Anticancéreux 1. — Boire 20 gouttes d'Electricité Bleue. — Externe : Onctions d'Antiangioïtique 3, au cœur, à l'aorte et aux hypocondres. — Lorsqu'il y a amélioration : Bains de NB.

227. Paralysie de la Vessie. — Interne : Antiscrofuleux 1. Externe : Bains médicamentés avec quatre cuillerées d'Electricité Blanche, ou Rouge ou Bleue. — Applications des mêmes Electricités aux nerfs sacrés. Bains de NB.

228. Paralysie de la langue. — Interne : Antiscrofuleux 1, Antiangioïtique 3, à prendre toutes les trois minutes. — Externe : Gargarismes d'Electricité Bleue. — Bains de NB.

229. Parole (*empéchée*). — Interne : Antiscrofuleux 1, Antiangioïtique 3. — Externe : Electricité Bleue ou Rouge ou Jaune aux petits hypoglosses (Voyez Planche). Il est arrrivé parfois que le malade a recouvré la parole dès qu'on avait touché les petits hypoglosses.

230. Paupières (*Blépharite*). — Interne : Antiscrofuleux 1. Antiangioïtique 3. — Externe : Compresses des mêmes remèdes.

231. Peau (*Ulcérations*). — Interne : Antiscrofuleux 1, Anticancéreux 1. — Externe : Compresses et Bains de NB.

232. Peau (*Taches et Rides*). — Parmi les nouveaux remèdes) (à la joie des contrefacteurs) il a une eau pour la peau, qui a la propriété d'en faire disparaître les rides et les taches, etc., etc. — Dépôt à Milan, chez Madame de Karva, rue Monte Napoleone, 45 ; et chez Madame Schmid, à l'Hôtel de la Rose.

233. Péritonite. — Interne : Anticancéreux 1, Antiangioïtique 3, à boire souvent. — Externe : Onctions de Fébrifuge nouveau aux hypocondres. — Electricité Rouge ou Blanche ou Jaune au plexus solaire et au creux de l'estomac (Voir Planche). — Bains de NB.

234. Pemphigus (*Fièvre vasculaire*). — Traiter comme au N° 120.

235. Perte de sang par le rectum. — Interne : Antiangioïtique 3, boire Electricité Bleue. — Externe : Clystères avec l'Electricité Bleue (50 gouttes pour un verre d'eau). — Onctions à la région précordiale et aux hypocondres avec Antiangioïtique 3.

236. Pertes séminales (*Spermatorrée*). — Interne : Antiscrofuleux 1, Antiangioïtique 3. — Externe : Electricités Rouge et Jaune aux nerfs sacrés. — Bains de NB.

237. Pharynx. — Traiter comme au N° 92.

238. **Phlébite.** — Interne : Antiangioïtique 3, Anticancéreux 1, boire gouttes d'Electricité Bleue. — Externe : Bains de NB.

239. **Phtisie pulmonaire.** — Interne : Anticancéreux 1, Antiangioïtique 3, Pectoral 2. — Externe : Grandes onctions au cou et à la poitrine avec NB. — Bains de NB ou d'Anticancéreux 5.

240. **Phtisie intestinale.** — Interne : Anticancéreux 1 ou 5, boire Electricité Bleue. — Externe : Onctions à l'abdomen avec NB. — Bains de NB.

241. **Pieds** (*Sueurs*). Interne : Antiscrofuleux 1, Antiangioïtique 3. — Bains de NB.

242. **Pierre.** Interne : Antiscrofuleux 1 ou 2. — Externe : Electricité Rouge ou Blanche ou Jaune aux nerfs sacrés, au pubis, aux reins. — Onctions et bains de NB. Si la pierre est calcaire, elle se dissout en peu de jours.

243. **Piqûre d'insectes.** — Compresses de NB ou d'Antiscrofuleux 1.

244. **Plaies gangreneuses.** — Anticancéreux 1 interne et externe. — Compresses et bains de NB.

245. **Pneumonie.** — Voyez N° 40.

246. **Poitrine** (*Poumons*). — Traiter comme au N° 40.

247. **Polypes.** — Interne : Anticancéreux 1, Antiangioïtique 3. — S'il est au nez : Aspirations avec Anticancéreux 5 et avec l'Electricité Bleue.

248. **Pollutions nocturnes.** — Interne : Antiscrofuleux 1, Antiangioïtique 3. — Boire gouttes d'Electricité Bleue. — Externe : Onctions aux parties et aux nerfs sacrés avec NB. — Bains de NB.

249. **Poumons.** — Traiter comme au N° 40.

250. **Prolapsus ani et uteri** (*Chute de l'anus et de l'utérus*). — Interne : Anticancéreux 1, Antiangioïtique 3. — — Boire Electricité Bleue. — Externe : Bains de siège avec NB. — Clystères avec l'Electricité Bleue ou Blanche.

251. **Prostration générale.** — Interne : Antiscrofuleux 1, Antiangioïtique 3. — Boire Electricité Rouge. — Externe : Electricité Rouge et Jaune à l'occiput, au sympathique, au plexus solaire et au centre du crâne. (Voyez Planche).

252. Prurit. — Interne : Antiscrofuleux 1. — Externe : Bains de NB.

253. Pustules malignes. — Interne : Anticancéreux 1, Antiangioïtique 3. — Externe : Compresses de NB.

R

254. Rachitisme. — Interne : Antiscrofuleux 1, Antiangioïtique 3. — Boire Electricité Blanche. — Externe : Bains de NB ou d'Antivénérien.

255. Rage. — Un grain à sec d'Antiscrofuleux 1 toutes les dix minutes. — Voir N° 166.

256. Raideur des muscles. — Interne : Antiscrofuleux 1, Antiangioïtique 3. — Externe : Bains de NB. — Onctions de Anticancéreux 5.

257. Ramollissement du cerveau. — Interne : Anticancéreux 1 ou 5, Antiangioïtique 3. — Externe : Onctions à toute la tête d'Anticancéreux 5 ou de NB. — Electricité Bleue au centre du crâne, Electricités Rouge et Jaune à l'occiput. (Voyez Planche).

258. Rate (*Splénite*). — Interne : Antiscrofuleux 1. — Externe : Onctions de Fébrifuge nouveau aux hypocondres. — Bains de NB. — Electricité Blanche ou Bleue au creux de l'estomac et au plexus solaire.

259. Rectum. — Traiter comme au N° 250.

260. Refroidissement. — Interne : Antiscrofuleux 1, un grain toutes les dix minutes. — Externe : Electricité Rouge ou Blanche ou Bleue au centre du crâne et à la racine du nez. — Aspirations d'Electricité Bleue.

261. Reins. — Interne : Antiscrofuleux 1. — Externe : Onctions aux reins d'Antiscrofuleux 1 ou de NB. — — Sur les reins, applications des Electricités Rouge et Jaune.

262. Retention d'urine. — Si elle est causée par la pierre, traitez comme au N° 242. — Si non : Interne : Antiscrofuleux 1 à la 2ᵉ dilution, une cuillerée toutes les trois minutes. — Externe : Bains de NB. — Applications d'Electricité Bleue, ou Rouge ou Jaune aux nerfs sacrés (Voyez Planche).

263. Rétrécissement de l'urètre. — Interne : Antiscrofuleux 1 à boire très souvent. — Externe : Bains de

NB. — Onctions et compresses aux parties avec NB. — Compresses d'Electricité Rouge et Jaune aux nerfs sacrés.

264. Rires convulsifs. — Interne : Antiscrofuleux 1 à la deuxième dilution, une cuillerée toutes les trois minutes. — Externe : Bains de NB. — Electricité Blanche au creux de l'estomac, au plexus solaire et à l'occiput. (Voyez Planche).

265. Roséole. — Traiter comme au N° 117.

S

266. Salivation (*Besoin fréquent de cracher*). — Interne : Antiscrofuleux 1, Antiangioïtique 3, à boire très souvent. — Externe : Gargarismes avec l'Electricité Blanche. — Bains de NB.

267, Sang. — Se traite avec les Antiangioïtiques et l'Electricité Bleue.

268. Sang (*Saignement de nez*). — Interne : Antiangioïtique 3. — Externe : Aspirations avec Antiangioïtique 3. — Boire et aspirer l'Electricité Bleue.

269. Sanglots (*avec flatulence*). — Interne : Antiscrofuleux 1 et Antiangioïtique 3 alternés. — Externe : Bains de NB. — Electricité Rouge ou Blanche au sympathique.

270. Scarlatine. — Traiter comme au N° 100.

271. Sciatique. — On traite la cause qui est le plus souvent syphilitique. — Interne : Antivénérien ou Anticancéreux 5. — Externe : Applications d'Electricité Rouge, ou Jaune ou Bleue, aux points du nerf sciatique les plus rapprochés de la peau.

272. Scorbut. — Interne : Anticancéreux 5, Antiangioïtique 3. — Externe : Bains de NB. — Gargarismes d'Electricité Bleue, onctions au cœur, à l'aorte et aux hypocondres avec Fébrifuge nouveau et Antiangioïtique 3.

273. Scrofules. — Toutes les variétés de la Scrofule comme polypes, ganglions, engelures, etc., etc., se traitent comme l'herpès : Interne : Antiscrofuleux 1, Antiangioïtique 3. — Externe : Bains de NB.

274. Somnambulisme. — Traiter comme au N° 167.

275. Spasmes. — Interne : Antiscrofuleux 1 ou Anticancéreux 1 à la 2ᵉ dilution, à boire chaque trois minutes. — Externe : Bains de NB.

276. **Spermatorrhée.** — Traiter comme au Nº 248.

277. **Spinite.** — Traiter comme au Nº 209.

278. **Splénite.** — Traiter comme au Nº 126.

279. **Squirrhe.** — Voyez cancer.

280. **Staphylômes.** — Interne : Antiscrofuleux 1 et Antiangioïtique 3. — Externe : Compresses sur l'œil des mêmes remèdes. — Bains de NB. — Electricité Bleue à l'occiput, aux sus et aux sous-orbitaux et au sympathique. (Voyez Planche).

281. **Strabisme.** — Interne : Antiscrofuleux 1, Antiangioïtique 3. — Externe : Bains et compresses de NB et d'Electricité Bleue, Blanche ou Rouge. — Applications des mêmes Electricités à l'occiput, aux sus et aux sous-orbitaux. (Voyez Planche).

282. **Stomatite mercurielle.** — Maladie produite par l'usage du mercure. — Antiscrofuleux 1 interne et externe. — Bains de NB. — Electricité Blanche ou Rouge au sympatique (Voyez Planche). — L'Antiscrofuleux est l'antidote de tous les venins animaux ainsi que de tous les poisons végétaux et minéraux. On en prend un globule à sec toutes les cinq minutes.

283. **Stupidité** (*Altération des humeurs*). — Interne : Anticancéreux 5,. Antiangioïtique 3 ; boire Electricité Blanche. — Externe : Bains d'Anticancéreux et de NB. — Electricité Bleue au centre du crâne.

284. **Sueurs fétides et surabondantes** (*Altération des humeurs*). — Interne : Antiscrofuleux 1, Antiangioïtique 3. — Externe : Bains de NB.

285. **Suicide** (*Penchant au*). — Interne : Antiscrofuleux 1. Externe : Bains de NB. — Ventouses d'Electricité Rouge et Jaune à l'occiput et au sympathique (Voyez Planche).

186. **Surdité.** — Antiangioïtique 3 interne et externe ; s'il n'agit pas, on le remplace par l'Antiscrofuleux 1. — Dans l'oreille, injections de NB ou de Anticancéreux 5 ; autour de l'oreille compresses du même remède. — Electricité Blanche ou Bleue au centre du crâne.

287. **Syncope** (*Evanouissement*). — 10 grains à sec sur la langue d'Antiscrofuleux 1.

288. **Syphilis.** — L'Antivénérien interne et externe la guérit à tous ses degrés et la peut même prévenir.

T

289. **Taches** (*au visage, couleur lie de vin*). — Antiangioïtique interne et externe. — Compresses d'Electricité
Bleue. — Bains de NB.

290. **Ténia.** — Traiter avec les Vermifuges en donnant de
1 à 30 grains, et avec l'Electricité Jaune de 1 à 10
gouttes.

291. **Teigne.** — Traiter comme au N° 147. — De plus,
grandes compresses et onctions de NB à la tête.

292. **Testicule squirrheux.** — Traiter comme le cancer.

293. **Testicule** (*Inflammation du*). —. Antiscrofuleux 1 à la
2° dilution, à boire très souvent. — Compresses et
bains de NB.

294. **Tétanos.** — Monsieur Domenico Monzali, de St-Ruffillo,
près de Bologne, a été guéri d'un tétanos partiel à la
main, par une simple application à l'occiput lorsque
la convulsion commençait. La cure interne consiste
en une goutte et même plus d'Electricité Jaune dans
une cuillerée d'eau ; on augmente cette dose selon les
effets.

295. **Tête.** — Toucher tous les points de la tête avec l'Electricité Blanche, occiput, petits hypoglosses (ainsi que
pour l'hémicranie) à la tempe, aux sous-orbitaux, au
frontal, à la racine du nez, et en verser quelques
gouttes au centre du crâne.

296. **Tic douloureux.** — Interne : Antiscrofuleux 1, Antiangioïtique 3. — Externe : Applications des Electricités Rouge, Jaune et Bleue alternées aux points
attaqués. — Bains de NB.

297. **Torticolis.** — Interne : Antiscrofuleux 1. — Externe :
Onctions et bains de NB. — Application des Electricités Jaune et Rouge alternées à l'occiput, au sympathique et aux points douloureux.

298. **Transpirations** (*surabondantes*). — Traiter comme le
cancer.

299. **Tumeurs cancéreuses.** Traiter comme le cancer.

300. **Tumeurs froides ou blanches.** — Se traitent comme
le cancer.

U

301. **Ulcères, Ulcérations.** — Anticancéreux 1 ou 5, ou Antiscrofuleux 1, interne et externe. — Bains de NB. — Compresses d'Electricité Verte.

302. **Urétrite.** — Interne : Antiscrofuleux 1, Antiangioïtique 3. — Bains et compresses NB. — Electricités Rouge et Jaune aux nerfs sacrés et le long de l'urètre.

303. **Urine, albuminerie, strangurie, dysurie, hématurie.** — Interne : Antiscrofuleux 1, Antiangioïtique 3. Boire Electricité Blanche. — Externe : Bains d'Anticancéreux 5 ou de NB. — Electricités Rouge et Jaune aux nerfs sacrés et le long de l'urètre (Voyez Planche.

304. **Urticaire.** — Interne : Antiscrofuleux 1. — Externe : Onctions de Fébrifuge nouveau sur les hypocondres.

305. **Utérus.** — Toutes les altérations de l'utérus se traitent avec Anticancéreux 1, Antiangioïtique 3 interne ; et externe en injections, compresses, etc., etc., et bains de NB.

V

306. **Vaccination.** — L'Antiscrofuleux 1 est le correctif de la psore ; il tient lieu de vaccination. — Si cette opération est faite, l'Antiscrofuleux 1 pousse à la peau une quantité d'humeurs.

307. **Vaginite.** — Traiter comme Utérus.

308. **Varices.** — Interne : Antiangioïtique 3, Anticancéreux 1. — Externe : Compresses d'Anticancéreux 5 ou d'Electricité Bleue. — Bains de NB.

309. **Varicocèle.** — Traiter comme au N° 308 et bandage.

310. **Variole.** — L'Antiscrofuleux 1 pousse la variole à la peau, selon que l'on prend une quantité plus ou moins grande du remède.

311. **Veines.** — Antiangioïtique 3 interne et externe. — Boire Electricité Bleue. — Bains de NB.

312. **Végétations charnues.** — Traiter comme le cancer.

313. **Vers.** — Traiter comme au N° 290.

314. **Vessie.** — Traiter comme Pierre.

315. Voix (*Perte de la*). — Interne : Antiscrofuleux 1, Anti-angioïtique 3. — Externe : Gargarisme des mêmes remèdes. — Onctions à la gorge avec NB. — Gargarismes d'Electricité Bleue ou Blanche ou Rouge. Bains de NB

316. Voix *(Enrouement)*. — Interne : Antiscrofuleux 1. — Externe : Bains de NB. — Gargarismes avec une des Electricités, de préférence la Bleue ou la Rouge.

317. Vue. — (*Faiblesse, ophtalmie, cataracte, staphylôme, hémorrhagie, polype*). — Interne : Antiscrofuleux 1, Antiangioïtique 3, boire Electricité Blanche. — Externe : Compresses sur les yeux des mêmes remèdes et de NB. — Bains de NB.

318. Vomissements (*même ceux des femmes enceintes*). — Antiscrofuleux 1 à la 2me dilution, à boire très souvent,

319. Vomissements bilieux. — Traiter comme au N° 318 — plus onctions de Fébrifuge nouveau sur les hypocondres.

320. Vomissements de sang. — Interne : Antiangioïtique 3, boire Electricité Bleue. — Externe : Onctions d'Antiangioïtique 3 ou d'Electricité Bleue au cœur, à l'aorte et aux hypocondres. — Enfin, l'Antiscrofuleux 1 est très efficace pour arrêter tous les vomissements quelle que soit leur forme.

Z

321. Zona. — Se traite comme tous les herpès. (Voir N° 160).

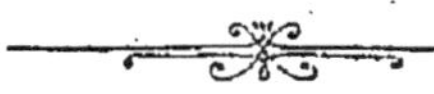

RIOLA (APPENNINS BOLOGNAIS)

HOTEL DE LA ROSE

Voisin de la Station du chemin de fer

TENU PAR MADAME SCHMID

SOUS LE HAUT PATRONAGE

DU COMTE MATTEI

La maladie étant malheureusement le triste apanage de toutes les conditions sociales, Monsieur le Comte Mattei a fait construire, à dix minutes de son Château de la Rochetta, un **Hôtel-Pension** à prix divers, afin que chacun puisse trouver auprès de lui, le plus précieux de tous les trésors : la santé.

PUBLICATIONS PÉRIODIQUES
ELECTRO-HOMÉOPATHIQUES

RECONNUES PAR LE

Comte CÉSAR MATTEI

Electro-Homéopathie. — Revue bimensuelle publiée à Bologne, par le Dispensaire général, en langue italienne et française.

Abonnements

Pour l'Italie, un an : **6** fr. ; six mois **3** fr.
» l'Etranger, » **8** » » » **4** »

Blætter für Elektro-Homœopathie. — Revue bimensuelle publiée à Ratisbonne (Allemagne) par les soins du Consortium.

Monitor of Electro-Homeopathy. — Revue bimensuelle publiée par Monsieur Lecomte St Mary's, Cottage St Ann's Road, Stamford Hill, Londres N.

Revue Française d'Electro-Homéopathie, publiée à Grenoble (paraît une fois par mois), directeur : Mr le Dr La Bonnardière..

LIVRES AUTHENTIQUES ET RECONNUS

CONTE CESARE MATTEI

ELETTROMIOPATIA

SCIENZA NUOVA

CHE CURA IL SANGUE E SANA L'ORGANISMO

LIVRE

écrit par le Comte C. MATTEI pour le bien du peuple que la majeure partie des médecins refuse de traiter par l'Electro-Homéopathie.

NOUVEAU

GUIDE PRATIQUE

DE

L'ÉLECTRO-HOMÉOPATHIE

PAR

Le Comte CÉSAR MATTEI

NICE 1881. — 1 F. 50

CESARE MATTEI

Elektro-Homöopathie

Grundsätze

EINER

NEUEN WISSENSCHAFT

DARGELEGT

vom Grafen CESARE MATTEI in Bologna

VOM VERFASSER

EINZIG AUTORISIRTE DEUTSCHE AUSGABE

DRITTE VERBESSERTE AUFLAGE

Regensbourg — 1883

Druckvon Georg. Ioseph. Manz.

CÆSAR MATTEI

ELECTRO-HOMŒOPATHY

THE PRINCIPLES

OF

NEW SCIENCE

BOLOGNA

Printing Office Mareggiani 1880

(Francs 4)

Nueva Guia Practica

DE LA

ELECTRO-HOMŒOPATIIA

DEL

Conde CESAR MATTEI de Bolonia

autor de esta

NUEVA CIENCIA

que cura le sangre y sana el organismo

HRABIEGO CEZAREGO MATTEI

ELEKTRO-HOMŒOPATYA

ZASADY NOWEJ UMIEJETNOSCI

ORAZ

Wskazowki Lezenia

ZA POMACA JEJ SRODKOW

CHOROB OBJETYCH SPISEM ALFABETYCZNYM

PRZEKLAD & ORYGINALU FRANCUZKIEGO

Stanislawy z Kaczkowskich Byszewskiej

promnozone z upowasznienia Hr. MATTEI opisem wàzzniejsych
symptomatow i dyaguozy wedlung dziel znakomityoh homeopafow

Krakow - *Naklad i wlasnosc Tlomacza* **- 1881**

LA SCIENZA NUOVA
del Conte CESARE MATTEI
E LA

SCIENZA VECCHIA
del dottor C.

DEUXIÈME ÉDITION
Une de 0 fr. 50, et l'autre de 0 fr. 25

EMANCIPAZIONE DELL'UOMO
DAL MEDICO
PEI RIMEDI MATTEI
Edition Italienne et Française
(L. 0,50)

UN POCO DI STORIA
SUI RIMEDI MATTEI
DEGLI EFFETTI CHE SE NE OTTENGONO
E DEL MODO DI USARNE
DÉMONSTRATION SCIENTIFIQUE
(Francs 2)

D. GIANNITRAPANI

GUIDA
ALLA ROCCHETTA
DEL
CONTE CESARE MATTEI

Elégant elzévir illustré
En vente à la Librairie Zanichelli
A BOLOGNE
PRIX: 2 FRANCS

ÉDITION ALLEMANDE
REGENSBURG.
DRUCK VON G. JOSEPH MANZ
1883

DÉPOTS RECONNUS ET AUTORISÉS [1]

ITALIA
Dépôt central des Remèdes Mattei

BOLOGNE — Mr Pierre Mirandola — Palais Mattei, Via Mazzini, N° 46.

Bologne. — Pharmacie Tarlazzi, Rue Galliera, 62.

   Id. — Le Docteur Louis Collina, Place Galileo, 2.

Riola. — (Hôtel de la Rose), Mme Sophie Schmid.

Rome. — Pharmacie Serafini, Place Madame, 9.

Palerme. — Mr l'abbé Salemi, rue Bosco, 35. — Dépôt principal pour la Sicile, avec faculté d'accorder des sous-dépôts avec son timbre.

Gênes. — Mme Vignale Bancalari, place Soziglia et rue Luccoli, 17, avec la faculté d'employer son timbre.

Turin. — Mme Veuve Elisabeth Graglia, rue Barbaroux, 3.

Milan. — Mme Orlay de Karwa, rue Monte Napoleone, 45.

Florence. — Mme Sophie Schmid, piazza Santa Maria Novella, 14, 1er étage.

Id. — Sœur Antoinette, fille de la Charité, Casa S. Caterina, 7.

Padoue. — Dr Cogo.

FRANCE

Nice. — J. Vigon et Co, dépôt général pour la France, Espagne, Angleterre, Belgique, Hollande, Suède, Norvège, Suisse, avec représentation et faculté d'accorder des sous-dépôts avec son timbre.

Sous-dépositaires de la maison Vigon et C. en France

Anzin (Nord). — J. Baudet, pharmacien.

Aux Abrets (Isère). — Mr Deschaux, pharmacien.

Au Mans (Sarthe). — Mme Voisin, rue Sainte Marie, 16.

(1) Les Dépôts reconnus et garantis comme recevant les remèdes authentiques directement de Bologne, en gros, ont la faculté de vendre au détail dans la mesure et la forme qui leur conviennent, et de marquer les tubes et flacons avec leur propre étiquette.

Alger. — Mr I. Obrecht, pharmacien, rue Bab-Azoum, 28.
Bayonne (Basses-Pyrénées). — Mr Darracq, pharmacien.
Besançon (Doubs). — Mr Béjean, pharmacien.
Bordeaux. — L. de Bachoué, pharmacien, cours de Tourny, 34.
Id. — Désoindre, pharmacien, cours du Chapeau Rouge.
Cannes (Alpes-Maritimes). — Mr Plésent, pharmacien.
Clermont-Ferrand (Puy-de-Dôme). — Mr Cohendy, pharmacien.
Cette (Hérault). — Lantoin Casimir, quai de l'Avenir, 6.
Dijon (Côte d'or). — MMrs Guillot et Galimard, pharmaciens, rue des Forges, 42.
Fresne sur l'Escaut (Nord). — Mr Devred, pharmacien.
Grenoble (Isère). — Mr La Bonardière, Dr en médecine.
Grenoble (Isère). - - Mr A. Boyet, pharmacien.
Id. — Mr Budillon, pharmacien.
Lunel (Hérault). — Durand, pharmacien.
Lyon. — Bertrand, pharmacien, place de la République, 55.
Marseille. — Mr Richard, pharmacien.
Mas-d'Azil (Ariège). — Mr Lourde, pharmacien.
Massat (Ariège) — Mr Degeilh, pharmacien.
Menton (Alpes-Maritimes). — Mr Bézos, pharmacien.
Orthez (Basses-Pyrénées). — Mr L. Dupuy, pharmacien.
Paris. — Mr Acard, pharmacien, rue St-Honoré, 213.
Id. — Mr Georges Weber, pharmacien, rue des Capucines, 8.
Pau. — Mr Ibos, pharmacien, rue des Cordeliers, 12.
Roubaix (Nord). — Dr Landry, rue Pauvrée, 23,
St-Etienne (Loire). — Mr B. Coste, rue du Bas Vernay, 6.
Toulon (Var). — Mr A. Calvy, pharmacien, rue Nationale, 4.
Toulouse (Haute-Garonne). Mr Signoret, pharmacien, rue Faubourg. St-Etienne, 23.
Valence (Drôme). — Mr Léon, rue Ste-Marie, 2.
Vichy (Allier). — Mr Durin, pharmacien.

en Espagne

Barcelone. — Mr Pierre Ponzio, Agent général pour l'Espagne et Portugal, Paseo de Gracia, 109.
Id. — Dott. D. José Civil, centro curativo, calle Ensenanza, 8.
Id. — Dott. D. Salvador Andrez. — Rambla de las Flores, 14.

Valence. — D. Josè Andres y Fabia, pharmacien. — Calle S. Vincente, 22.

Séville. — D. Mariano Andres y Fabia, pharmacien. — Plaza Campana, 8.

Saragosse. — Vve de Heria, pharmacie. — Calle D. Jaime 1.

Ponce (Porto-Ricco). — Dott. D. Iosé Lasala.

en Suisse

Genève. — S. Bregozzo, Agent général.

en Belgique

Bruxelles. — Mr Charles Delacre, pharmacie Anglaise. —

en Hollande

La Haye. — Mr Snabilié, pharmacien.

à l'Ile de Haïti

Jacmel. — Mr Eug. Ghigo.

FRANCE

Paris. — Mr Charles Weber, pharmacien de première classe, rue St-Honoré, 352.

ALLEMAGNE

Consortium de Ratisbonne. — Sous le patronnage de la Baronne Aufsess, représentant général pour toute l'Allemagne avec l'autorisation d'accorder des sous-dépôts, et de publier en allemand le *Bulletin*, et tout autre livre authentique d'Electro-Homéopathie.

Burchsal à Baden. — Sub-consortium. — Stocker.

Münich (Bavière). — Mr Antonio Bstieler Carlsplatz, N° 1/6. — Consortium sous la direction de Mr le Dr Natili (avec l'autorisation d'accorder des sous-dépôts).

Würzburg. — Sub-consortium, Iohannitterplatz, 4.

Sonderham. — Sub-consortium, Ios. Schmid.

ANGLETERRE

Londres. — St. Mary's Cottage, St. Ann's Road, Stamford Hill. — Mr C. Lecomte, Dépositaire général pour l'Angleterre et les Colonies Anglaises.

AUTRICHE-HONGRIE

Vienne. — Mr le Dr Adolphe Skofitz. Ranhensteingasse, Nᵒ 1.
Id. — Mr le Dr Atzinger, 1. Rauhensteingasse, Nᵒ 3.
Brixen (Tyrol). — Mr Staub Leon.
Bisovac près de Esseg (Slavonie).—Mr le Comte Normann.

RUSSIE

Varsovie. — Mme de Byszewska. — Agence autorisée par le Comte Mattei, Faubourg de Cracovie, 7.

Sous-Dépôts de Madame de Byszewska

Vielun. — Pologne russe. Gouvernement de Kalisch. — Mr le Dr A. Rokossowscki. — Traitement Electro-homéopathique, dirigé par Mme de Byszewska personnellement, pendant l'été.
Cracovie. — Mr W. L. Anczye, Rue Kanonna, 9.
Varsovie. — Mr Francky pharmacien, Rue Czyste, 4.
Cracovie. — Mr Ladislas Markiewicz.
Id. — Mr I. Wentzl.
Odessa. — Mr A. 1. Pokorny, Pharmacien Droguiste. Dépositaire pour la nouvelle Russie, Rue Catherine.

ALSACE

Obernai. — Mr Joseph Kober, Pharmacien.

Pratique de l'Electro-Homéopathie

Le Comte **César Mattei** a reconnu aux personnes dont les noms suivent, la capacité de curer par l'Electro-Homéopathie.

Bologna. — Mr le Dr Louis Collina.
Riola. — Hôtel de la Rosa, Mme Sophie Schmid.
Id. — Mr le Dr N. Borghi, médecin de l'hôtel de la Rose.

Roma. — Mr le Dr Held.
Milan. — Mme Orlay de Karwa, rue Monte Napoleone, 45.
Turin. — Mme Elisabeth Vve Graglia, rue Barbaroux, 3.
Gênes. — Mme Vignale-Bancalari, Place Soziglia et rue Luccoli.
Luserna. — S. Giovanni, Mme Louise Odin.

FRANCE

Nice. — Mr le Dr Schmeltz des Facultés de Paris et d'Allemagne, et Mr le Com. Ghirelli.
Id. — Mr le Dr Montanari, place Masséna, 1.
Chambéry. — Mr l'abbé Chenal.
Grenoble. — Mr le Dr La Bonardière.
Toulouse. — Mr le Dr Régi.
Valence (Drôme). — Mme Léon, rue Ste Marie, 2.
Lyon. — Mr le Dr L. Frestier, rue Childebert, 10.
Limoges (Haute-Vienne). — Mr le Dr L de Comeau.
Paris (Vaugirard). — Mr le Dr C. Motteau, rue Blomet, 126.
Tours (Indre-et-Loire). — Mr le Dr Delalande, rue Bauchereau, 12.

ESPAGNE

Barcelone. — Dr D. José Civil, Centro Curativo, Calle Ensenanza, 8.
Id. — Mr Pierre Ponzio, Passeo de Grazia, 109.
Saragosse. — Dr Joaquin Castillo, Coso, 103.
Ponce (Porto Ricco). — Dr D. José Lasala.

ALLEMAGNE

Ratisbonne. — Rue Landshut, 52, Consortium.
Obernai (Alsace). — Mr le Dr Duhamel.

AUTRICHE-HONGRIE

Vienne. — Mr le Dr A. Skofitz, Rauhensteingasse, 1.
Id. — Mr le Dr Atzinger, Rauhensteingasse, 3.
Prague (Bohême). — Mr le Dr Alfred Mayer, place de Bethléem, 5.
Gmünden. — Mr le Dr François Pesendorfer.
Bizovac (Slavonie). — Mr le Comte C. Normann.

RUSSIE

Varsovie. — Mr le Dr A. Rymarkiewicz, rue Sénateur, 28.
Id. — Mme de Byszewska, Faubourg de Cracovie, 7.
Cracovie. — Mr Simon de Weryha, Darowshi, rue St-Thomas, 15.
Bodzéchòw (Pologne Russe). — Mr le Dr Vladimir de Crzanowki.
Moscou. — Mr le Dr Socologorsky, boulevard Zoubovo.

AMERIQUE

Buenos-Ayres. — Mme Marie de Soler.

AFRIQUE

Réunion. — St-Denis, Mr Charles Eugène Vourron.

Dépôts

qui se disent autorisés et qui ne le sont pas, parce qu'ils n'ont rien de commun avec le dépôt général de Bologne.

FRANCE

Nîmes. — Sabatier.
Paris. — Pharmacie homéopathique centrale, 17, rue du Helder.
Cannes (Alpes-Maritimes). — C. Carlevan.
Lyon. — Prudon, pharmacie Barnoud.
Id. — Bernay.
Nice. — Wattson et Cie.
Alger. — Knœrtzer.
Saint-Julien (Haute-Savoie). — Michel Burdin.
Paris. — Henri Taddée de Monteiro, passage Jouffroy, 44.
Nîmes (Gard). — Mr Ferdinand Baud, pharmacien, Rue de la Madeleine.
Chambéry (Savoie). — Mr E. Prallet. — Droguiste, Avenue de la Gare.
Marseille. — Mme Quet, à la Trésorerie générale des Bouches-du-Rhône.
Narbonne (Aube). — Mr Campagné, pharmacien, Rue Parerie.

ALLEMAGNE

Berlin. — Mr Krebs.
Esalingen. — (Würtemberg). — Mr Heimsch.
Francfort s M. — M. W. Voss.
Fribourg i B. (Baden). — Mr B. Sax.
Munich (Bavière). — Mr A. Kaufmann.
Coblence. — Mr Grebel.
Stuttgart (Würtemberg).—Mlle Lina Vogel, Alexanderst., 68.
Dresden. — Officine Homéopatique. — Mr Gruner.
Colmar (Alsace-Loraine). — Mr W. Ribstein.
Strasbourg (id.) — Mr E. Baer.
Obernai (id.) — Mr H. Siebert.
Gebweiler (id). — Mr P. Merklen.
Metz (id.) — Mr D. Corhumel.

SUISSE

Genève. — **A. SAUTER.**
Aigle. — Mr Kœrner.
Bâle. — Mr Engelmann.
Berne. — Brunner.
   Id. — Stam-Risold, Place des Greniers.
Bex. — Borel.
Bienne. Wiedemann.
Lausanne. — Mr Cellier, Château Beaulieu, Pischl.
Neuchâtel. — Mr Cousin, Rue du Seyon, Jordan.
Vevey. — Mlle Tobler, Rue du Sac, 26, Burnier (Kœrner).
Cortaillod. — Mme Delorme.
Morges. — Mme Kraft, Hotel des Alpes.
Concise. — Mme Jacquillard, sage-femme.
Boudry. — Mlle Hugentobler.
Locle. — Grandjeaz Perrenoux, Rue des Marais, 265.
Nyon. — Brouchoud.
Chaux-de-Fonds. — Mme veuve Kuntel.
Château-d'Œx. — Mr Chappuis.
Clarens. — Mr Buhrer.
Rorschach. — Mr Rothenhæusler.
Samaden (Engadin) — Mr Mutschler.
St-Moritz (id.) — Id.
Schaffhouse. — Mr Pæfhler.
Le Sentier. — Mr Meylan.
St-Gall. — Mr Hausmann.
Vallorbes. — Mr Addor.
Zurich-Hottingen. — Mr Hanser.

ANGLETERRE

Londres. — **Leath** et **Ross.**

AUTRICHE

Vienne. — Mr Legger, Pharmacien, Hohenmarkt.
Id. — C. Haubner.
Id. — Neustein.
Prag. — I. Fürst.
Goricie. — G. Christofoletti.
Trieste. — Pharmacie Rocca.

HONGRIE

Buda-Pest. — Dr Wagner.
Szegedin. — A. Kovàis.

RUSSIE

St-Petersbourg. — **Flemming.**
Vilna. — Zeidler.

BELGIQUE

Bruxelles. — E. Seutin. — **Id**. Bodson.
Liège. — L. Bodson.

EGYPTE

Caire. — Pharmacie Suisse.

AMERIQUE (Etats-Unis)

Erie (Pa.) — Nick, Brothers.
Rahway (New-Jersey). — Stuckert.
Christchurch (Nouvelle Zélande) — James Hugli.

N.B. — Pour les changements qui peuvent survenir dans la liste des Dépôts, voyez la revue bimensuelle publiée par le Dispensaire général de Bologne.

Ce VADE-MECUM a été fait parce qu'il est impossible de traiter par correspondance, à de grandes distances, des personnes qui n'ont aucune idée d'une matière médicale qu'ils invoquent à leur aide.

Pour bien comprendre l'Electro-Homéopathie il est nécessaire de lire ce **Vade-Mecum, la Scienza nuova** et la revue de l'**Electro-Homéopathie.**

EXPLICATION

DES

PLANCHES

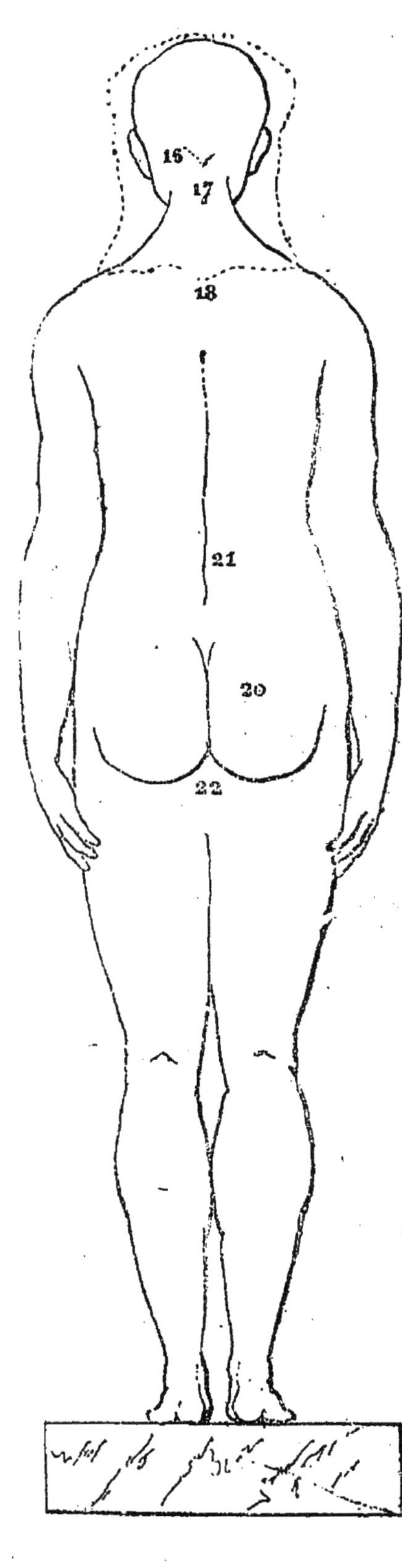

1 Sus-orbit.
2 Sous-orbit.
3 Racine du nez.
4 Brachial.
5 Plex. Solaire.
6 Creux de l'estomac.
7 Symp. à l'estomac.
8 Crural.
9 Petits hypogl.
10 Petits muscles derrière l'oreille.
11 Occiput.
12 Sympathique.
13 Grands hypogl.
14 Nerf sciatique.
15 Arcade du pied.
16 Petits hypogl.
17 Occiput.
18 Sympath. (7me vertèbre)
19 Fond de l'estomac.
20 Nerfs sacrés correspondants aux parties.
21 Reins.
22 Périnée (entre les deux orifices).
23 Frontal.
24 Hypocondres.

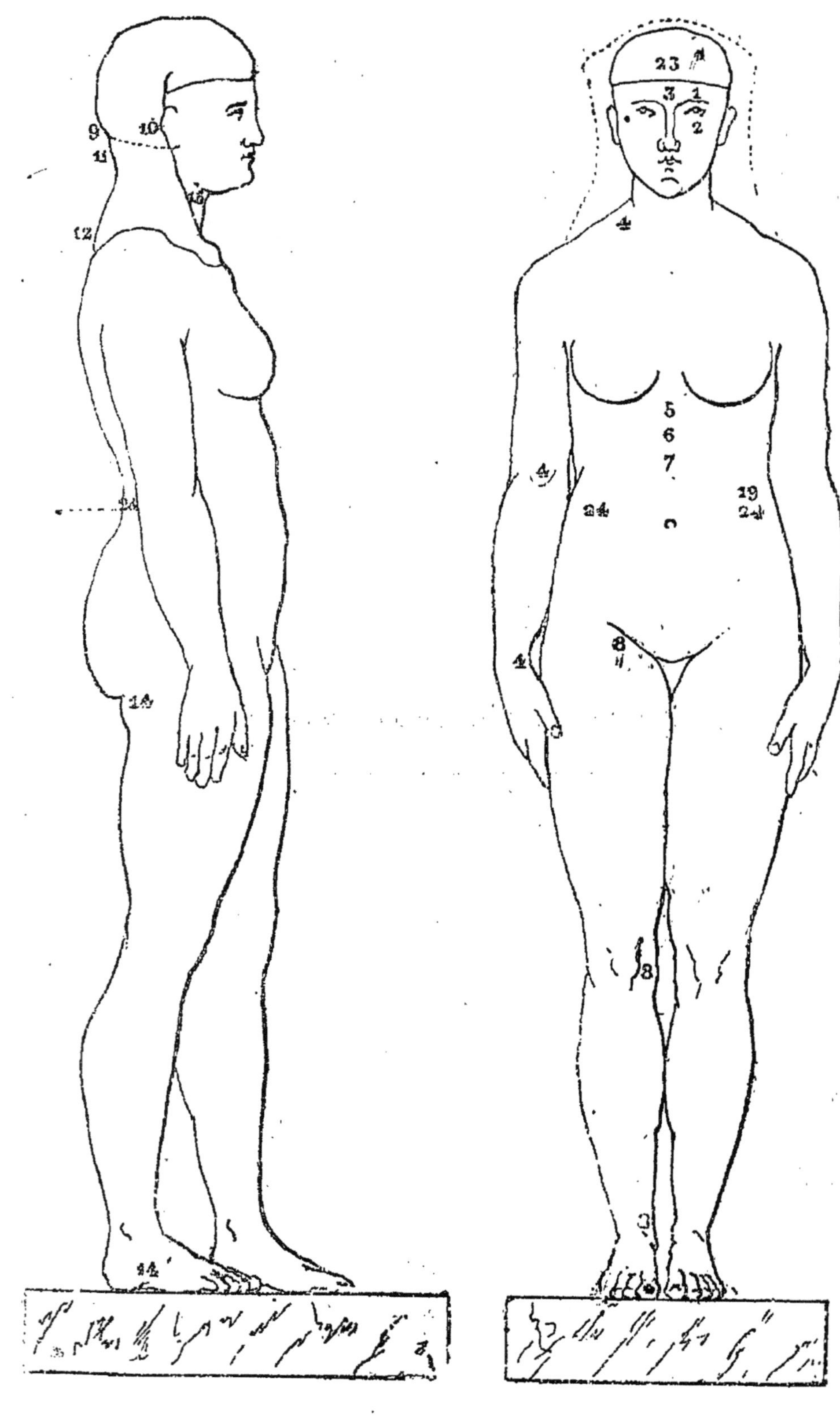

Imprimerie V.-Eug. GAUTHIER et Co, avenue de la Gare, 21, Nice.

www.ingramcontent.com/pod-product-compliance
Ingram Content Group UK Ltd.
Pitfield, Milton Keynes, MK11 3LW, UK
UKHW021111140726
13695UKWH00004B/1445